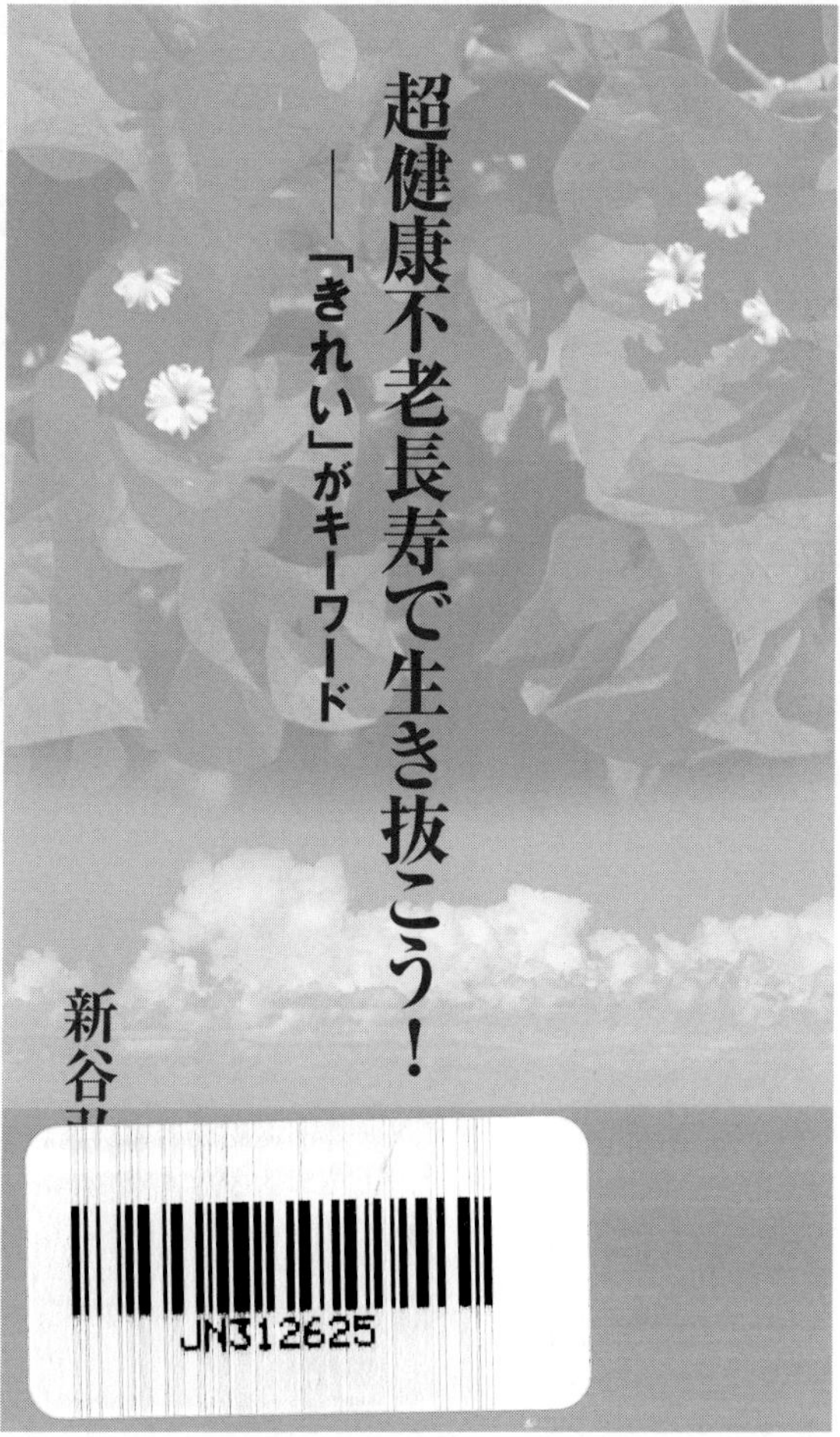

弘文堂

はしがき

私が『胃腸は語る——胃相腸相からみた健康・長寿法——』を出版したのは一九九八年でした。長年の臨床経験を基礎にして説いた健康法は多くの読者の共感を呼び、そのことが『病気にならない生き方』『健康の結論』などの書を引き続き世に送り出す原動力となりました。

昨年の夏ごろから私は、『胃腸は語る』で述べた自分の健康理論の核心をもっと多くの読者、特に現在とこれからの社会を支える世代の読者に、よりコンパクトな形で読んでいただきたいと思うようになりました。是非ともそうしなければならないという使命感のようなものを感じたのです。このような思いを元に『胃腸は語る』のエッセンスを取り出し、新たな知見を加えるなどして簡潔にまとめ直し、さらに前著では詳しく触れることのできなかった「ファイトケミカル」や「酵素の働き」などに紙幅を割いて完成したのが本書です。

二十一世紀に入り世の中はますますストレスフルになってきています。健康のために憂慮すべき状況です。働き盛りの皆さん、若い世代の皆さんは時間に追われ、生活が不規則になり、私の説く食事・健康法を実践することなどとてもできないとお考えになるかもしれません。でも、いきなり一〇〇パーセントをご自分に課すのではなく、できるところから一歩ずつ始めてみてください。そうすることで少しずつ体調も生活スタイルも変わって、それがまた次のステップを実践できるきっかけになっていきます。

健康はすべての基盤です。健康なあなたが縦横に活躍することによって、大災害に見舞われた日本の社会が早く元気を取り戻してほしい。医師として、そしてこの国に生を受けた者として、そう願っています。

二〇一一年三月三〇日

新谷　弘実

超健康不老長寿で生き抜こう！――目次

III

Ⅳ 水こそ百薬の長

原稿編集協力――長沼敬憲

I　胃相・腸相の発見

私はこうして内視鏡外科医になった

❖ポリペクトミーの成功

胃や腸には、食べ物によって異なった「胃相」「腸相」ができます。この胃相・腸相を判断することによって、その人の健康のみならず、食事の良し悪しから生活状態や寿命までも推測できるというのが、四〇年以上にわたって多くの人たちの食道・胃・十二指腸および大腸を診察してきた私の結論です。

私がアメリカに外科のレジデント（研修医）として留学したのは一九六三年、チーフレジデントとして外科の患者さんたちに胃や大腸の内視鏡を使い始めたのは一九六七年のことです。当時、大腸検査としてアメリカで広く使われていたのは、バリウム注腸というレントゲン検査法でした。この検査で一センチ以上のポリープが発見されると、「将来ガンになるかもしれない」「早期のガンかもわからない」という理由で開腹手術して大腸を開き、ポリープをとったり、場合によっては大腸の一部を切除したりして、また縫合するという大手術をしなければなりませんでした。それは患者さんが八〇歳くらいの老人でも同じでした。「小さなポリープのために、本当にこんな大手術が必要であろうか？」と、私はかねがね疑問に思っていたのです。

こうした疑問を解消するために考えついたのが、大腸内視鏡（コロノスコープ）を使ってポリープをとれないだろうかということです。手術室で開腹した患者さんのポリープをメスで切り取る前に、コロノスコープにワイヤーを通して、それでループ（輪）をつくってポリープにかけ、高周波で焼き切る実験を行ってみました。結果は上々でした。心配した出血も起こらず、二〇人くらいの患者さんにこの実験を試みて問題ないと確信を得た私は、一九六九年、開腹手術をすることなく、コロノスコープを使って大腸ポリープを切除しました。世界で最初のことでした。もちろんこの技術は胃のポリープ、食道や小腸のポリープなどの切除にも直ちに応用しました。

そして翌年、一九七〇年にニューヨークの外科学会で私はこのコロノスコープによるポリペクトミー、すなわちポリープ切除法に関する約二〇例の症例報告を行ったのです。ただ「これは大変危険ではないか」と、この当時の外科医たちの反応はきわめてネガティブなものでした。開拓者精神に満ちているアメリカでも、先駆的な仕事に対して最初から温かく迎えてくれるというわけではありません。彼らの心配はもっともな面もあります。なにしろ大腸の壁の厚さは、せいぜい二ミリから四ミリ。内視鏡の先端をうまく操作しないと大変なことになります。少しでも操作を誤れば、電気ワイヤーが腸壁を穿孔する合併症も起こります。したがって、相当に熟練した技術が必要になるのです。

しかし現在では、この内視鏡によるポリペクトミーは大腸にかぎらず、食道、胃、小腸などの消化管のポリープやポリープ状の早期ガンにも同様の方法で行われ、特に胃のポリープは比較的容易に内視鏡によって切除できるようになっています。世界中では何万人という内視鏡医がポリペクトミーを行っていますが、問題の腸穿孔や出血などの合併症はほとんどありません。ちなみに私個人の経験では、今日まで三十数万人の大腸の内視鏡検査を行い、約十万個のポリープを切除しましたが、一例も大腸を破ったことはありません。

もちろん、専門医の経験と熟練によって差が出るのはいたしかたありません。なかでも大腸の検査は胃や食道、十二指腸の上部消化管の内視鏡検査に比べると、操作技術がずっと難しいものです。大腸は大きさ、長さ、形状など全部人によって違うからです。現在の内視鏡検査のなかでも、大腸のこの検査法は最も難しいといわれるほどです。

❖新谷式コロノスコピー

内視鏡というと、人が最もいやがる検査法といわれてきました。私自身、不愉快な痛い危険な検査という悪評を耳にすることがありますが、これは技量の未熟な医師がコロノスコープを挿入するときに、腸を伸展させるからです。

大腸をうまく短くたたみこみながら挿入すれば痛みを感じませんし、腸を破ることもありません。四〇年前にニューヨークで私は、このコロノスコープを引き戻しながら、すなわち腸をアコーディオンのようにたたみ込みながら入れていくという方法を考案しました。これが現在、「新谷式コロノスコピー」といわれている方式です。

私はこのやり方で短時間のうちに食道・胃・十二指腸の上部消化管と直腸および大腸の検査をしていますが、患者さんはその間、前投薬で軽く眠っている（基礎麻酔または軽い全身麻酔）間に、不快感なく、もちろん苦痛、痛みもなく終わってしまいます。だから、ほとんどの人は検査後に、目覚めると、「もう終わってしまったのですか？」というくらいです。

初めて研究発表した翌年の一九七一年、今度は七〇例近い症例を引っ提げて、アメリカ胃腸内視鏡学会で発表しました。同時にコロノスコープによるポリペクトミーの模様を撮影した十六ミリフィルムを紹介したとき、会場に出席していた約千名の内視鏡医たちは総立ちとなって拍手をしてくれました。世界で前例のない最初の発表だったからでしょうが異例の出来事だったらしく、私が感激したことは言うまでもありません。この光景は今も昨日のことのように思い出されます。

こうして私は、この約四〇年間に多くの人の胃・大腸検査を一例の合併症もなく行い、その経験から興味深いことに気がついたのです。それが冒頭でふれた「胃相」「腸相」という概念です。

胃相・腸相とは何か

❖良い胃相、良い腸相とは

胃相と腸相は片方が非常に良くて、もう片方が悪いということはありません。胃相が良ければ腸相も良いし、反対に腸相が悪ければだいたい胃相も悪いのがふつうです。これはひとりの人間の胃であり腸なのですから、当然といえば当然のことです。生れつき胃に欠陥があるのでなければ、子どものときには誰でもきれいな胃を持っています。表面がなめらかで、全体がきれいなピンク色をしており、内視鏡検査の際、空気を入れて胃がふくらんだとき、形がいびつにならず均等に風船のようにふくらみます。腸も、きれいな腸というのは、非常にやわらかく、ひだも大きくなくて均等性があり、曲がり方もスムーズで、空気を入れるとスーッとふくらみます。

子どものころはたいていの人がこうしたきれいな胃腸の相を持っており、このような状態をどれだけ長く保持できるかが、その人の寿命に関わってきます。実際に診察してみると、九五、六歳くらいの人でも、赤ん坊のようにきれいな胃相・腸相の人がいるのです。胃腸の相のきれいな人は外見もきれいで、皮膚にシミやシワも少ないのです。また、見た目の印象が「きれいだな」と感じられる人は、実際に内視鏡で見てみると、胃相も腸相もきれいだという場合がほとんどです。

❖悪い胃相・腸相は病気の前兆

では、悪い胃相・腸相とはどんな状態かというと、胃については表面の色も均一ではなく、赤い所や白っぽい所、ピンク色の所などがまだらになっており、表面もでこぼこで粘液が不均等で少なく、唾液があちこちに点在し、黄緑色の胆汁もまじっていることがあります。腸のほうは、ひだも筋肉の肥厚によって形が変わっていたり、ゴムバンドで外から締めたような輪が見え、悪臭がしたりすることもあります。

悪臭というのは「相」ではありませんが、胃腸の健康状態をみるのには非常に重要な要素です。内視鏡の器械には、生検といって組織を採ったりするための管が通っています。ですから特に組織検査のとき、胃や腸の中の空気の臭いが直接、検査をする私たちの鼻に感じられるわけです。そのとき、臭いが強い人は必ず胃や大腸の病気を持っています。検査の時点でガンなどの病気の状態ではない人でも、そういう人は大腸ガンや胃ガンなどになりやすいということもいえます。

こうした悪臭の原因は、主に動物性蛋白の食べすぎで腸内腐敗を起こし、有毒性のガスが発生しているからです。ふつう、腸内を内視鏡で検査するときは、下剤を飲んで腸の中をきれいにするので、本来なら腸の中には便もたまっていないはずです。それなのに悪臭がする場合は、大腸ガンなどの可能性があります。ガン細胞が崩れてしまっているためで、内視鏡（コロノスコープ）を近くまで入れていかなくても、まず臭いが教えてくれるわけです。これは胃の中でも同様です。

先ほども述べたように、こうした悪い胃相・腸相は、たとえそのときにはガンがなくても、将来的にガンになる可能性があることを警告しているのです。あるいは胃腸にガンがなくとも、膀胱・乳房・子宮や前立腺・肺などにガンがある場合があります。

二〇～三〇代で腸相が悪いという人は、近い将来に病気が起こる前兆である場合が多いので注意が必要です。中年以降で腸相が悪いという人は、体に慢性の病気がある場合がほとんどです。便秘をはじめ、肥満症、糖尿病、高血圧、高脂血症、動脈硬化症、心臓病、前立腺肥大、子宮筋腫、卵巣嚢腫、胆石、乳腺症などの病気のある人は、ある時期がくると急にガン、脳梗塞、心臓血管病や老化現象を起こす場合が多くあります。内視鏡検査で腸相が悪いことが判明した患者さんに、食生活に注意するよう指導しているのはそのためなのです。

肉食の摂りすぎは腸相を悪くする

❖肉食信仰はあやまりだった

アメリカでは「肉こそ活力の源泉である」と信じられた時代があります。日本でも未だにそう思っている人が少なくありませんが、これはまったくまちがった、時代遅れともいえる考え方です。一九五〇〜七〇年代には、とにかく分厚いステーキ肉を食べ、それが丈夫な体をつくると信じられ、高蛋白・高脂肪食が流行しました。やせてきたらステーキ肉を毎日どころか毎食食べるべきだという、ひどい食事法まで登場したのもこのころです。力をつけ、スタミナをつけるために、三度の食事とは別に、プロテインパウダーを水や牛乳で溶いて飲んだりする人まで現れました。こうしたアメリカ人の食事法をまねて、日本人の間にも肉食信仰が生まれたのです。

私が内視鏡検査を行うようになったのは、アメリカで肉食信仰が最もさかんだった時期に重なりますが、こうした肉を常食しているアメリカ人の腸を見て驚きを禁じえなかったのをおぼえています。彼らの腸は固くて短く、粘膜にもひだが多発しており、内腔は狭く、宿便の残存が多くて、お世辞にも良い腸相とはいえないものばかりだったからです。固い腸は動きが悪く、宿便がたまりやすくなります。しかもそのような腸相にかぎって、大腸けいれん症、憩室症、大腸ポリープや大腸ガンになっている人が実に多いのです。またこういう人の多くは肥満であり、年よりもずっとふけて見え、高血圧、心臓病および糖尿病、高コレステロール症、高尿酸症などの合併がある人たちでした。

❖複合炭水化物や野菜を多く食べる人の腸相は良い

それに比べ、欧米人でも穀物、豆類、野菜、果物などの複合炭水化物をよく摂る人や菜食主義の人の大腸はたいへん柔らかく、比較的長いことも観察できました。日本人に多いのはこのタイプで、もちろんこちらのほうが良い腸相といえます。柔らかくてひだの少ない腸は動きもスムーズで、便やガスの排泄が順調で宿便になりにくく、こういう腸相を持った人たちはポリープやガンになりにくいわけです。

こうした腸相の良し悪しを決定するのは食物と水です。つまり腸相は日頃の食事の内容、栄養のバランス、飲み物などによって異なってきます。良い食事をすれば、食べた物は消化管の中を何事もなくすんなり通っていきますが、悪い食事をした場合は、主として腸で反応が起こり、そのために腸の形まで変わってくるのです。

この反応は、大腸をはじめ、胃や小腸（十二指腸）などでも起こります。たとえば、同じ食事にしても、夜遅く食べたり、コーヒーなどをがぶ飲みしたり、酒やタバコを多くたしなんだりすると、はっきりとその兆候が現れてきます。興味深いことに、そうしたものをたしなんでいる仲の良い夫婦では、胃炎、十二指腸炎や潰瘍などを起こすところまでそっくりなのです。

❖悪い腸相の人は体全体の健康も悪い

悪い食事をしていれば、そうした悪い食物がエネルギーや新陳代謝に使われることになりますから、当然、体全体にも変化が起こってきます。実際、私の長年の経験では、腸相の悪い人は体全体の健康状態も悪いという強い相関関係が見られます。

たとえば、ふけて見えるのは悪い腸相の現れにほかなりません。最近はそうとも言えませんが、かつての日本人は顔や皮膚が実際の年齢よりも若く見える人が多く、アメリカ人はその逆が多かったように思われます。これも食べ物が、腸相だけではなく、顔のしわ・しみや全身の皮膚にも影響を与えているからでしょう。

こうした経験から、私にはコロノスコープで腸相をのぞくだけで、その人の健康から生活状態、寿命まである程度推測できるという確信が持てるようになりました。血液検査などしなくても、「あなたはコレステロールが高いでしょう」とずばり指摘してしまいます。また中性脂肪、尿酸値が高いことも、これで十分予想がつけられます。実際に腸相が悪くて、腸がキューッキューッとけいれんしている人を診ると、驚くほど便通が悪く、ガスっぽく、便秘しやすい状態になっています。しかも、そういう人は高血圧で、コレステロールも中性脂肪も尿酸値も高いというように、様々な症状が相関関係にあるのです。

肉食の末路は心臓病とガン

❖肉食によって腸相が変わる

なぜ肉食が腸相を悪くするのでしょうか。それは肉には食物繊維がなく、その上、脂肪やコレステロールを多量に含んでいるからです。肉類ばかり食べ、穀物、豆、野菜などの炭水化物をあまりとらないと、排泄される便の量が少なくなります。そのため、少量の便を直腸まで運ぶ大腸は一層強力にぜん動（筋肉の収縮運動）をしなければなりません。その結果、腸壁の大部分を形成する筋肉層が厚くなります。また、脂肪を多量に摂取するために、皮下脂肪ばかりか腸周辺の脂肪層も厚くなります。こうして固くて短い腸になってしまうのです。

解剖学的にいえば、大腸には縦走筋と輪状筋という二つの筋肉があります。肉食が多いとこの二つの筋肉が肥厚し、短くなります。したがって腸も短くなり、その内径も細くなり、腸壁のひだが増え、ちょっとした刺激で簡単にけいれんを起こすようになるのです。

また、強いぜん動によって腸の内圧が異常に高まり、その結果、憩室症と呼ばれる障害が生じます。大腸には動脈・静脈や神経が入っている層が粘膜下にあり、その部分は筋肉が欠けています。その筋肉の欠けた部分が高い腸内圧によって押し出されて、腸の中から見ると、ポケット状のくぼみができます。これが憩室です。憩室は小さいもので一ミリ、大きいものでは一センチぐらいにまでなります。この憩室ができると、その中に便がたまって炎症を起こしたり、膿がたまったり、出血したり、あるいは炎症を繰り返すことによって腸の内部が極端に狭くなるような合併症も起こってきます。腸が急に破れる穿孔《せんこう》という状態にもなりかねません。

しかし、憩室症でなにより問題なのは、便がスムーズに運ばれなくなって、便秘がちになり、宿便の原因になることです。宿便がたまると、その部分に毒素が残り、活性酸素（フリーラジカル）なども生じて細胞の変異を起こし、大腸ポリープや大腸ガンになる確率が高くなります。さらに、大腸ポリープや大腸ガンが起こるだけでなく、血中のコレステロールが高くなり、高血圧や動脈硬化が起こり、心臓病、腎臓病、心筋梗塞、脳卒中などで、まだ若い年齢でありながら早死にするケースが多くなってくるのです。また、憩室ができるところまでいかなくても、その前駆症状として大腸が非常に敏感になり、緊張やけいれんを起こしやすく、便秘のほか、下腹部痛、腹部膨満感、下痢、ガスの異常発生なども起こすというわけです。

❖大腸ポリープ・大腸ガンはなぜできるか？

最後に大腸にポリープやガンがなぜできるのかについて、もう少し詳しく述べてみましょう。現在のところ一番説得力のある説は、胆汁酸からつくられる発ガン物質の影響です。肉食をしていると脂肪を吸収するために、胆汁酸が大量に出て大腸へと流入します。肝臓でつくられた一次胆汁酸は悪さをしません。しかし、脂肪のとりすぎのため、腸内に住む細菌のバランスが崩れ、その結果、胆汁酸が有害な二次胆汁酸に変わり、これが発ガン物質として働くのではないかと考えられています。しかも食物繊維が少ないので便秘がちになり、先ほど述べた憩室のように腸にくぼみができると、宿便がたまりやすくなります。当然、発ガン物質のような毒素も腸内に長く滞留することになり、腸壁を刺激します。こうしてポリープができ、それがやがてガンに変わっていくのではないかと考えられています。

私はこの説のほかに、大量に摂取された不消化の蛋白質や蛋白質の腐敗によって発生する硫化水素、アンモニア、フェノール、スカトールおよびアミン系の毒素などが多量のフリーラジカル（活性酸素）を発生させ、腸細胞の遺伝系統（ＤＮＡ）を直接損傷し細胞に変異を起こして、ポリープやガン化が起こると考えます。

II 胃相・腸相と生活習慣病

胃相がきれいな人は胃ガンにならない

❖きれいな胃はピンク色でなめらか

先ほど述べたように、健康な人の胃の粘膜は均一なピンク色で、表面はほとんどでこぼこがなく、粘膜下の血管も見えません。

粘膜のひだは主に胃体部の大湾側に軽く蛇行していますが、胃の中に十分に空気を入れると、ほとんど直線状になって、薄くなります。

胃の粘液は透明で、胃の全体を覆っており、内視鏡から照らされた光に反射して輝いています。胃の粘膜の壁も凹凸がなく、大小の盛り上がりやへこみはありません。

ふつう、空腹時には胃液は胃の中にほとんどなく、つばも混じっていません。胃液が少し胃の中にあったとしても、ほとんど透明で、黄緑色をした胆汁などもありません。

❖不健康な胃はきたならしい

一方、胃相の悪い、不健康で病気のある胃というのは、まず均一なピンク色でなく、局所的または全体的に赤っぽく腫れたようになっていたり、胃のひだが腫れ、不均等で蛇行したりしています。また、胃のひだが大きくなったり、数を増したり、また途中で急に切れていたり、急にひだがなくなったりすることもあります。

日本人に最も多い慢性胃炎のひとつである萎縮性胃炎ができると、胃の粘膜が顕微鏡的に薄くなり、解剖学的に言えば胃の粘膜の深部にある固有胃腺が萎縮してしまい、ふつうは見えない胃の血管像などもはっきりと見えるようになります。

さらに萎縮が進むと胃の粘膜が腸の粘膜のようになり、このような粘膜を生検で調べると、腸上皮化生という診断が下されます。

また、胃の粘膜が萎縮してくると、その萎縮した胃の粘膜の機能不全を補うために表層の細胞があちこちで増殖し、胃の働きを正常化しようとします。このため内視鏡で見た場合に、小さく白いところと赤いところが出てきて、粘膜の表面をななめや横から見ると小さい敷石状になって、でこぼこの状態に変わっているのがわかります。この状態を専門的には過形成性萎縮性胃炎と呼んでいます。胃ガンのできた人のほとんどの胃に、こうした萎縮性の変化が見られるのです。

❖胃相でわかるガンの前兆

ここでは一般的な医学的な診断とは異なる視点で胃相の良し悪しについて表現しているわけですが、多くの患者さんと接していると、慢性胃炎にかぎらず、たくさんの異常な胃相を見出すことができます。

具体的に言えば、びらん（小さい表面性の胃の粘膜の欠損）や潰瘍（五～六ミリより以上の粘膜の欠損）、粘膜から盛り上がっているものとしては、胃のポリープやいぼ様の粘膜、四～五ミリから二～三センチぐらいの局所的な粘膜の肥厚もあります。粘膜の肥厚が見られる時は、異形成細胞という前ガン状態か、初期ガンの場合があります。

早期ガンと良性のびらんや潰瘍、ポリープとの区別は、経験のある内視鏡医にとっては、それほど難しいことではありません。

また、粘膜の変化には、胃の皺壁《すうへき》がふつうの正常な場合に比べて数倍ぐらいの大きさになるような状態（肥厚性胃炎、スキルス型胃ガン、ゾリンジャー・エリソン症候群）もあります。このほか、白血病・悪性リンパ腫の場合でも、非常に強い急性胃炎の状態が見られることが少なくありません。

つまり、胃の粘膜の状態が正常からより複雑な異常状態に変われば変わるほど、または胃相の悪い要因が多ければ多いほどガンの発生が近づいているといえるのです。

❖ピロリ菌のいる胃相

胃相が悪くなると、胃の中の粘膜の色や表面が均一でなくなり、でこぼこした表面、少しはがれたような、または盛り上がったような表面の粘膜に、白く混濁した粘液、唾液や黄緑色の胆汁などで部分的に覆われるようになると前にもお話ししました。

また、粘膜の上に黒褐色（粘膜からの微量な出血が胃酸と混じると黒褐色になる）があちこちに散在する、一見してきたならしい胃相が不健康で悪い胃相といえます。

きれいな胃相をした人にもヘリコバクター・ピロリ菌などは五〜一〇％ぐらいの割合で発見できますが、こうした胃相が悪い人には八〇％以上の割合でピロリ菌が検出できます。なかには、前の日に夕食を摂って次の朝の九〜一〇時頃検査をした場合、胃の中に一部消化された食事が残っているような人も見られます。このような人の胃はぜん動がほとんどなく、むしろ胃がダラッとしたような状態になっており、しかも胃の中は悪臭に満ちています。

いやな口臭もこのような胃の状態から生じる場合があります。朝起きてすぐ歯ぐきを指先でマッサージし、その指先に悪臭があれば、口臭は歯ぐきから生じていると考えてすぐに歯科医に行くべきでしょう。しかし、そうしたことがなければ、胃相の悪さが原因で口臭が生じることも十分に考えられるのです。

胃相の悪い人は呼吸器系の病気にもなりやすい

❖生活習慣が胃相に出る

このような悪い胃相の人たちは、食事を規則正しく食べない、間食をする、食べ過ぎる、就寝の一～二時間前に食べるといった食事との関連のほかに、よくタバコを吸う、酒を飲む、強いストレスがある、コーヒー、紅茶、日本茶、ウーロン茶、杜仲茶などの中国茶を空腹時に多飲する、また痛み止めをはじめ、風邪薬、心臓病や高血圧の薬、胃薬やビタミン剤などを空き腹に飲むなどの習慣が見られます。こうした食習慣が胃の悪相をつくる原因となっているのです。

胃相の変化にもいろいろ個人差がありますが、特に夕食を就寝の一～二時間以内に腹いっぱい食べ、タバコを吸い、酒を飲んで寝るというような生活パターンをとっていたら、どんな人でも胃が悪相になるのは間違いのないことです。

❖食習慣と横隔膜ヘルニア、逆流性食道炎との関係

成人の少なくとも五〇～六〇％が横隔膜ヘルニアといって、胃の粘膜の一部がふつう一～三センチぐらいの長さで横隔膜の上、すなわち食道のほうに上がってしまっています。そのために夕食を寝る四～五時間前に食べてから床に就かないと、胃の中の内容物が寝ている間に食道からのどの方に逆流してきて、真夜中に急にせき込んだり、また呼吸ができなくなったりすることさえあります。

こうした横隔膜ヘルニアのある人は、夜遅く寝る前や夜中に水をたくさん飲んだりしただけで、食道に胃液が逆流していき、胃酸によって食道の粘膜の炎症を起こすことがあるのです。これを逆流性食道炎といいます。

食道の粘膜は胃の粘膜と違って、胃酸に弱い細胞でできているので、この胃液の逆流が頻繁に起こると、食道の中に炎症・引っ掻き傷（びらん）や潰瘍を生じることになります。これが続くと、しょっちゅう胸やけが出てくるようになるのです。

❖せき、たん、ぜんそく、慢性気管支炎、肺炎も食習慣から

それだけではありません。さらに深刻なのは、夜遅くに深酒をして寝たり、また高齢者などが遅くに食べたりした際、食物や飲み物のせいで逆流してきた胃液を気管のほうに吸い込んでしまうことです。せきをして胃液を押し出すような自然反応が、老化や睡眠薬・深酒などで起こりにくくなっていると、慢性の気管支炎や肺炎が引き起こされやすくなり、日頃、発熱やせきやたんが増してくることになります。

特に夜中に胃液や胃の内容物を肺の中に大量に吸い込んだりすると、急性肺炎から重症の肺炎になったり、死亡したりするようなことにもなるわけです。

またぜんそくと診断されている人たちが、このように胃液や胃の内容物を少量ずつ吸い込むことで、アレルギー様の反応を起こすであろうことも容易に考えられることです。それゆえ、肺や気管支の病気がある人は特に食生活を正し、夕食や水を飲むことを寝る四～五時間前に終えることが非常に大切なのです。

❖胃の症状は夕食の時間で左右される

このほかにも、「靴のひもなどを結んでいるときに胃液が逆流してくる」「朝起きると舌が真っ白になっていて苦い」といった症状がある人は、横隔膜ヘルニアである可能性が高いので夜遅くの食事を避けるようにすることです。もちろん酒やビール、水も就眠前には摂らないようにすべきでしょう。

この本を書いている私自身も、じつは約三センチの横隔膜ヘルニアがあります。横隔膜ヘルニアというのは病気ではなく、基本的には親からの遺伝であると考えられます。胸やけや吐き気、嘔吐、食欲不振、胃痛などの症状があるときは、すぐに胃薬などを服用したりせず、一週間ほど規則正しく食事をし、間食をしない、夕食の時間を早めにする、就寝時間を一〇時半～一一時に決め、胃の中が完全に空になるような状態で寝るようにしてください。そうすれば胃の症状は完全に消え去るでしょう。

腸相が悪い人にはこんな生活習慣病が多い

❖心臓血管系の病気と腸相

先に述べたように、大腸には縦走筋と輪状筋という筋肉があり、動物食が多いとこの二つの筋肉が肥厚して短くなります。内径も細くなり、腸壁のひだが増え、ちょっとした刺激で簡単にけいれんを起こすようになります。腸のぜん動運動によって腸の内圧が異常に高まり、その結果、憩室症と呼ばれる障害も生じてくるのです。

このような腸相でいちばん問題となるのは、便がスムーズに運ばれなくなって便秘がちになり、停滞便（宿便）の原因となることです。停滞便は放置すると大腸ポリープや大腸ガンの発症につながるばかりでなく、高蛋白・脂肪食によって血中のコレステロールが高くなるため、高血圧、動脈硬化、さらには心臓病、腎臓病、心筋梗塞、脳卒中などを起こす危険性があることを警戒しなければなりません。

また、腸内の種々の毒素がより多く血液中に吸収され、血液や細胞にフリーラジカルが発生しやすくなることから、老化も加速することになるのです。

❖コレステロール、中性脂肪、尿酸と腸相

腸相を悪化させる高蛋白質・高脂肪食の怖いところは、酸化したコレステロールが血管の内壁に傷をつけ、動脈硬化の発端となってしまうということです。単に血管の内壁にちょっとした傷がつくくらいならまだ修復可能ですが、血液中のコレステロールが多いと、それが傷口から入り込んで筋肉層の内部で刺激を与え、筋肉層が異常に腫れ上がり、そこへさらにコレステロールや中性脂肪がくっついて脂肪分の塊ができてしまう。これがアテローム（粥状斑《じょくじょうはん》）と呼ばれるもので、一般的な動脈硬化の原因とされているものです。

酸化したコレステロールの多い食品の代表は揚げ物で、ほかに乾燥肉、スモーク肉、加熱調理された肉加工品、卵の加工品などが挙げられます。これらの食品の摂取が子どもの間で年々増えているのは、不気味としかいいようがありません。かつては高齢者にしか見られなかった動脈硬化が、現在ではなんと五歳の子どもにまで出ているといわれていますが、これは食事が原因でしょう。

腸壁が肥厚して硬く狭く、便秘がちの腸相の人は、尿酸値が高い傾向にあります。

こうした傾向のある人は、動物食を極力減らし、穀物や野菜、果物等の植物食を多くし、運動をして、胃腸の作用を促進することで腸相を改善する必要があります。三〜六か月単位で新谷式食事法をまじめに実践していけば、コレステロールや中性脂肪、尿酸値を下げることができるでしょう。

❖乳ガン・婦人病との関係

脂肪・動物性蛋白質の摂りすぎによる悪い腸相は、乳ガンの発症とも関連づけられます。

アメリカでは、実際に乳ガンになった女性患者全員に大腸内視鏡検査が勧められています。これは、乳ガンのできやすい体質の人は大腸ガンも発生しやすい、また逆に、大腸ガンの発生しやすい体質の人は乳ガンも発生しやすいと考えられているからです。

体質とは遺伝的にもたらされるものばかりではありません。食生活、すなわち動物の脂肪・蛋白質の摂りすぎが遺伝子に異常を起こし、ガンが発症する可能性も十分考えられます。つまり、体質は主に食生活でつくられると考えても差しつかえないものなのです。

子宮筋腫、乳腺症といった婦人病も、こうした食生活が大きく影響していると考えられます。悪い食生活によって悪い腸相が作られた人は、こうした病気を起こさないまでも、加齢とともに、しらが・はげ・しみ・しわが多くなり、急激な老化を起こすことはよく見られます。

❖前立腺ガンと腸相

肉類の過食、脂肪、バター、マヨネーズ、クリーム等の多い食事が前立腺ガンと深い関連があるというハーバード大学の研究があります。

この研究によると、週五回肉食をする人は週一回食べる人に比べると二〜三倍前立腺ガンのリスクが高くなると発表されています。このように肉・乳製品の多い食事を、植物食を十分とらないで週五回も食べていたら、腸相も相当悪くなり、前立腺ガンのみならず他のガンや心臓・血管等の生活習慣病も増えることはすでに述べた通りです。

前立腺肥大症の人は正常の人より八〇％血中コレステロールが高いことが知られていま

すが、動物蛋白・脂肪、精製された食品、砂糖等の摂取を最小限にすることで肥大症、ガンを予防できるとの研究もあります。他にもビール、カフェインを含んだ飲物（コーヒー、茶、ソーダ、チョコレート等）、タバコ、その他環境汚染、公害（ダイオキシン、農薬、重金属類）等も肥大症やガンの要因と考えられています。

一方、胃相・腸相を良くする食事、フリーラジカルを除去する作用の強い食物、すなわち全粒穀物（玄米、麦、オートミール等）、大豆、大豆製品（納豆、みそ、豆腐）、緑黄色野菜、果物、海草をよく食べ、良い水を一日一～一・五リットル飲み、動物食は魚介類を適量食べ、獣肉、鳥類等はできるだけ少なくするといった食事が他の生活習慣病の予防と同じく前立腺肥大・ガンを予防する方法なのです。

前立腺肥大症からガンに移行することはないといわれていますが、前立腺検査（直腸から指診）のとき、硬結として触れる小さいガン（直径一～三ミリ）は、ほとんどの場合、前立腺肥大の内部に発見することができます。また、大きな二～三センチくらいのガンも肥大と併存していることから判断すると、大腸ポリープと大腸ガンの発生の関係のように、良性腺腫から一部が悪性化してくるのではないかという感じがします。

これは、長年臨床を続けてきた私個人の意見にすぎませんが、日本で大腸内視鏡検査を教え、患者さんを診察しはじめた一九八〇年の頃から比較すると、実際に前立腺肥大やガンにかかる人が増えてきています。

前立腺ガンは非常に発育の遅いガンであるため、注意深く経過観察し、ガンを放置していたら苦痛なく何年生きられるかという年数と、その人の推定余命に比べて、前者の方が長いようだったら全く治療しないという方法もあるわけです。その場合、大事なのは正しい食事とストレスケアです。その内容によって延命がはかられガンの進行がゆるやかになることも十分考えられます。

❖ガン治療に重要な腸相改善と栄養補給

前立腺ガンにかぎらず、もし何らかのガンにかかっているのなら、通常の治療だけに固執せず、栄養療法やライフスタイルの改善を試み、ガンの発育を遅らせる努力をするようにしてください。

本書のIII以降で詳述していきますが、私のお勧めする食事法とともに、βカロチン、ビタミンB群、ビタミンC、ビタミンE、果物等に豊富に含まれているファイトケミカル、また亜鉛、セレン等といったミネラルなどの抗酸化剤をよく摂ることも予防と治療の一環として役立つ方法です。

こうしたサプリメントや健康食品などを過信しすぎるのはよくありませんが、適切に摂取すれば治癒効果が高まり、ガンにかかりにくい体質に改善させることができます。現代医療においては三大療法（抗がん剤、手術、放射線）にのみ依存するケースが相変わらず多く、食事やサプリメントの力は軽視されがちです。

近年では、食事療法や栄養療法を導入している医師も増えてきているので、様々な医師にセカンドオピニオンを聞き、三大療法以外の治療法にも様々な可能性があることをまず理解するといいでしょう。

手術でガン細胞を摘出する場合でも、予後の回復に食事の改善やサプリメントの服用は欠かせません。体の働きと食べ物の関係をよく理解し、腸相の改善に取り組むことで、ガンは十分に回復させていけるのです。

❖皮膚の状態も腸相と深い関係が

腸相が悪化している人の中には皮膚のトラブルを抱えている人も少なくありません。先に述べたように、腸相のきれいな人は外見や皮膚もきれいで、しみや肌荒れも少なく、年よりも若い印象を受けます。反対に、年よりふけた印象の人は腸相も悪いものです。

美容上だけでなく、皮膚の病気のひとつである乾癬《かんせん》（ソライアシス）は、皮膚からやや盛り上がり、境界のはっきりした鮮紅色の斑の上に、銀白色の厚い雲母のような鱗屑《りんせつ》（ふけのような皮膚片）が付着した皮疹ができる病気です。欧米人に多いといわれてきましたが、日本でも増える傾向にあります。

原因としては、皮膚表皮細胞の角質化過程の亢進、免疫異常などが考えられていますが、まだ不明です。ただ、こうした皮膚病の人の腸相が悪いのを、偶然の一致として片付けることはできません。高動物食（高蛋白・高脂肪）による体内での種々の毒素の発生、血液循環の不調等によりこうした皮膚病になることが考えられるからです。

当然、皮膚病がある人は私の勧めている食事を実践したほうが、どんな薬よりも効果があるはずです。他の多くの薬と同様、皮膚病の薬も一時的に症状を抑えるだけといって過言ではありません。

皮膚の病気にかぎらず、慢性の病気や症状に関しては生活習慣・食生活を正して体全体の状態を改善させることが治癒の早道であることは間違いありません。ここでもその点を強調しておきましょう。

❖肥満はなぜ問題になるのか？

体重オーバーは必ずしも肥満ということではありません。普通は見た目だけで肥満かどうか判断されがちですが、正確に肥満を判定する方法としては、体格指数ＢＭＩ（Body Mass Index）や体脂肪率をチェックする方法があります。

体格指数（ＢＭＩ）は体重（kg）を身長（m）の二乗で割って出す方法です。

$$\mathrm{BMI} = \frac{体重(\mathrm{kg})}{身長(\mathrm{m})^2}$$

標準値は22で、肥満であればあるほど数値が大きくなり、逆にやせていれば小さくなります。現在ＢＭＩが26・４以上になったら肥満と判定されています。

一方、体脂肪率は体重に占める脂肪の割合をチェックするものです。体脂肪率の測定器である体脂肪計は家庭用としても市販されていますが、これは体の中に微量の電流を通してその電気抵抗を計ることで体内の脂肪量を測定するものです。

体脂肪率の正常範囲は、男性が一五〜一八％。女性が二〇〜二五％といわれています。この数値が男性で二五％、女性で三〇％を越えた場合に肥満と判定されます。目安としては男性の場合一五％、女性の場合は二〇％の体脂肪率が理想的とされています。

このほか、肥満を形態的に見た分類では、リンゴ型と言われるウエストから上の上半身肥満と、洋ナシ型と言われる臀部から大腿部に脂肪がついた下半身肥満に分けられます。リンゴ型は男性に多く見られますが、女性も約二五％がこの上半身肥満型といわれています。上半身肥満の場合、体脂肪率の肥満度は同じでも、心臓病、高血圧、高脂血症、糖尿病などのリスクは非常に高くなるといわれ、近年では、メタボリックシンドロームの害がさかんに語られるようになってきました。

❖メタボリックシンドロームと腸相の改善

メタボリックシンドロームとは、日本語では「代謝症候群」ともいい、一般的には男性でウエスト八五センチ、女性で九〇センチ以上のいわゆる肥満体型である場合、高血圧症、糖尿病、高脂血症の個々の数値が基準値の範囲内であったとしても、動脈硬化や脳梗塞、心筋梗塞などの発症リスクが高まるというものです。

要するに、これまで個別に捉えられてきた生活習慣病を全体で一つの症状としてとらえ直す発想ですが、ここで注意したいのは太っているからといってすべて「メタボ」の診断基準に該当するわけではないということです。

体に蓄積する脂肪は、大きく皮下脂肪と内臓脂肪とに分けられます。メタボリックシンドロームで問題とされるのは、後者の内臓脂肪であり、先ほども述べたように、お腹のまわりに全体的に脂肪がたまることから「リンゴ型肥満」とも呼ばれています。これに対して、下腹やお尻、太ももなどにたまるのは前者の皮下脂肪であり、こちらはその見た目から「洋ナシ型肥満」と呼ばれています。皮下脂肪タイプである洋ナシ型肥満は女性に多く見受けられますが、美容上の問題はともかく、健康面に関しては大きな心配はなく、メタボリックシンドロームのリスクも高くはありません。

もちろん、先ほど挙げた内臓脂肪の目安とされるウエストのサイズも絶対のものでないことは理解してください。ウエストがもっと細くても、内臓脂肪の量だけは多い「隠れ内臓肥満」も存在します。食べすぎや運動不足が日常化すると、どんな人でも内臓脂肪はたまりやすくなり、種々の生活習慣病や、放置すれば死に直結する動脈硬化、そして脳梗塞や心筋梗塞（この二つで日本人の死因の六割以上を占めます）のリスクがどんどん高まってしまうということです。

こうした点をふまえても、生活習慣の改善が最も重要であることが見えてくるでしょう。私が勧める食事による腸相の改善は、メタボリックシンドローム対策としてもきわめて重要な役割を担っているのです。

❖肥満の人の腸相はどうなっているか？

リンゴ型肥満によってお腹の皮下脂肪が厚くなっている人の大腸を内視鏡で検査すると、一般的に大腸の下部（S状結腸から下行結腸にかけて）に多数の憩室が、そして腸内筋層の肥厚、緊張、けいれんにより腸内腔の狭窄が見られます。

ただ、このような人たちの場合でも、大腸のまわりや腸間膜などに内臓脂肪がしっかりたまっている人たちに比べると、大腸は一般に非常に長く、スコープを挿入していくときに大腸はわりあい簡単に左右上下に伸展収縮ができやすい状態として感じることができます。

一方、腸間膜や大腸のまわりに分厚い内臓脂肪がたまっている人たちは、無数の大小の憩室とともに腸の内腔が外部から圧迫されたように細くなり、内視鏡を入れて操作する場合に腸自身が非常に重く感じられます。また大腸そのものがまわりの厚い脂肪のために空気を挿入しても伸展がほとんどなく、上下左右の動きも自由にできない状態になるので、スコープの挿入がより難しくなるわけです。

私の経験からも、このような腸相の人たちにメタボリックシンドロームの諸症状、その結果として現れる動脈硬化や脳梗塞、心筋梗塞、ほかにも胆石症、乳ガン、前立腺ガンなどの病気を併発している人がたくさん見られます。内視鏡検査をした時点でこのような症状や病気がない人たちでも、五年、十年と経過観察をしている間に、このような病気になる人たちが非常に増えてくることが実感されます。

肥満の原因には様々な要因がありますが、甲状腺機能低下などホルモンなどの疾患がないのに肥満であるという人の大部分が、過食によるカロリーの過剰摂取と運動不足によるエネルギーの過剰蓄積を原因としています。ここまで解説したように、肥満であることはメタボリックシンドロームのリスク増大に直結することなので、早急に肥満を防ぐ食生活および適度な運動などを実践し、体質改善を促さなくてはなりません。その際に私の提唱する食事健康法が大きな効力を発揮することになるのは言うまでもありません。

❖私が勧める肥満解消法

肥満の解消法をここでまとめてみることにしましょう。私としては、以下の七点に集約できると考えています。

1　私の勧めている食事健康法を実行する。

2　大食をしないでつねに腹七、八分目を心がける（食事を終わった後、テーブルをすばやく片づけること。歯を磨く。食べたらすぐ自分の好きなことをするようにする。身のまわりや冷蔵庫の中におやつなどの食べ物を置かない）。

3　夜寝る四～五時間前は食事をしない（どうしてもお腹が空くようなら、季節の果物を少量いただくようにする）。

4　食べ物を一度に三十回くらいは噛むようにし、夕食は三〇分～一時間くらいかけてゆっくり食べるような習慣をつける。

5　過食した場合は朝食や昼食を抜き、夜に大食をするような食事をやめる。

6　七五〇cc～一リットルの常温の水を毎食約一時間前に飲むように心がける（これは肥満の問題だけでなく、健康維持に不可欠な食習慣の基本。水をよく飲むことは新陳代謝を上げるので体重減少にもつながります）。

7　運動に関しては、時間があれば一日二回、四五分～一時間くらいかけて歩く（大事なのは歩く時間の長さ。歩く速さは歩く時間の長さに比べると、それほど重要ではありません）。

このほか、毎日体重計に乗って体重を計るよりも、毎日裸になって鏡で自分の体を見るほうがより効果的かもしれません。裸の自分を受け入れ、笑顔を向ける習慣をつけると不思議と肥満解消がスムーズに進んでいきます。

太っていることを過剰に気にしないようにし、その時々の自分を受け入れながら楽しい気持ちで取り組んでください。ダイエットすることにストレスをいかに感じないようにするかが成功のポイントになるでしょう。

便秘と腸相

❖便秘をしやすい人

便秘には大腸の病気によって起こる器質的なものと、食生活やストレスなどの精神的なことから起こる習慣性のものとがあります。器質的なものというのは、ふつう、大腸ガンなどで大腸の内腔が狭くなり便が通らなくなった場合や、大腸の憩室炎などが何回も起こることで炎症と瘢痕《はんこん》により腸が狭くなった場合、また大腸切除後に吻合部《ふんごうぶ》が極度に狭窄《きょうさく》して便の通りが悪くなった場合などが原因となります。

習慣性便秘というのは、医学的にその原因によって弛緩性便秘とけいれん性便秘とに分けられます。弛緩性便秘は、腸管の緊張が極度に低下してぜん動運動が弱まり、大便が出なくなった状態です。この状態では、コロノスコープを挿入して空気を入れると腸管が大きく拡張はしますが、ぜん動はほとんど見られません。また、大腸検査のため下剤を飲んだり浣腸をしたりした後でも、ねっとりした大便が腸壁や内腔に残り、日常的にも大量の便やガスが大腸内に滞っています。

❖弛緩性の便秘

コロノスコープの検査の前日には下剤を飲んだり、大量の水分を飲んだりしますが、このような弛緩性便秘のある人は、大量の便水や柔らかい便の固まりが腸管内または腸壁にくっついている場合が多く見られます。便やガスが全腸にわたって停滞しているので、おなかの膨満感、下腹が出っ張る感じを訴える場合も少なくありません。

同じ大腸でも人によって長いもの短いものがあり、長い腸の人はどうしても腸が下がりがちになります。胃下垂の人と同じで、日本人ではやせ形の女性で二、三回以上の出産経験があり、日ごろ運動をしない人、体の筋肉、特に腹筋を鍛えていない人に弛緩性の便秘がよく見られます。通常、女性では妊娠によって腹筋が伸展され、分娩後も腹筋がゆるんでいると胃も腸も下垂する人が多く、分娩後に腹筋などをよく動かしておかないと胃や腸にリズムのあるぜん動運動が少なくなるように思われます。

胃下垂とか胃アトニーといった、胃の緊張が低下して胃が下のほうにだらんと下がったような状態については、よく皆さんもご存じでしょう。胃アトニーは胃の収縮する運動が弱まって、胃の中に入った食べ物がなかなか十二指腸のほうに移動しないために、食後に胃のもたれを感じたり、水を多めに飲むとゴボゴボッという音がしたりします。これは胃の緊張が足りないためです。一般に女性に多く、体型的にはやせ型で運動をしていない、筋肉が十分に発達していない人に多い症状といえるでしょう。

このように胃下垂、胃アトニー、腸下垂、胃腸の筋肉の弛緩といった症状は、運動をして体の筋肉を鍛え、規則正しく食べたり排泄したりする習慣をつけることによって改善されます。太りたくないからといって十分食べないでいたり、ダイエットをしたりすると栄養不足になり、胃とか腸の弛緩した状態が起こることが十分考えられます。

❖けいれん性の便秘

一方、けいれん性とか緊張性の腸というのは、わかりやすくいえば弛緩性の腸の逆の状態で、腸管自体の収縮力とか緊張が高まりすぎて、大便の送り出しが中断されることによって起こるといえます。こちらは、運動を過激にする人や筋肉隆々とした人に起こるわけではありません。けいれん性の便秘の人の腸相というのは、腸全体が一般に固く、腸管の内腔が狭い。そして部分的に、医学的にいえば腸のセグメント（節）にけいれんまたは収縮が非常に強く見られます。

内視鏡で腸の中を観察すると、そういう人の腸はあたかも腸管のまわりにいくつもの輪ゴムをしっかりとはめたような状態になっています。その収縮した腸と腸の間はある程度開いていますから、その間に便やガスがたまりやすい状態になっているわけです。

前述のように、植物食に比べて動物食が非常に多い人、肉類ばかりでなく魚介類などの動物食が全体の五〇〜六〇パーセント以上占めているような人にこのような現象が起こります。当然、こうした収縮やけいれんが強い腸内では、便やガスの流れが停滞しているため、便秘になったり宿便が残ったりするわけです。

以上のようにけいれん性または緊張性の便秘は、多量の動物食または高蛋白食をする人に多い傾向にありますが、そのほかに次に挙げる薬物性のものもあります。

❖けいれん性の便秘には薬の長期服用によるものもある

けいれん性の便秘は、第一にお腹が痛い人や下痢をしやすい人が、下痢止めや抗けいれん剤を頻回に長期にわたって使っている場合に現れやすくなります。また、漢方薬を含めた種々の便秘薬を飲んでいる人の中にも、このような部分的なけいれんや収縮が強く起こるようになります。

漢方薬やハーブなどは、薬ではないから安全だと思って毎日長期間飲んでいる人がいますが、このような人のなかには、多少の差はあれ、腸の粘膜がヘビの皮みたいに黒くなる色素沈着症、メラノーシスという現象が起こります。アロエとかセンナの葉といったハーブ類などに含まれているアンソラシンという化学物質がこうした色素沈着症を引き起こす原因になると考えられるわけです。

このような薬剤を飲むことで腸壁や腸壁内神経を刺激し便通をはかるというのはとても

不自然なことです。また、腸の部分的なけいれんによって宿便やガスの残存が増え、ポリープや大腸ガンの発生が多く見られるようにもなります。日頃あまり便通の悩みのない人は、下剤の作用があるものはもちろん、漢方薬自体も長期に飲むことは避けたほうが健康のためにはよいでしょう。

私の過去の経験でも、血液検査でガンマGTPが三〇〇以上の数値を示した中年のご婦人の患者さんが数人いました。この数値は大量にアルコールを飲んでいる人と同じです。その人たちに「お酒をたくさん召し上がっているようですが、しばらく控えたらどうですか?」というと、「私は全然お酒を飲みません」といいます。よく話を聞いてみると、漢方薬をもう六年以上飲んでいることがわかりました。ご本人たちは、漢方薬は薬でないから別にさしつかえないと思って飲んでいたのです。

漢方薬にしてもふつうの西洋薬にしても、薬は薬なのです。漢方薬でも過剰摂取すると強度の脂肪肝ができるといわれています。そればかりでなく、薬の副作用として、ほかの器官や臓器にもいろいろな障害が現れてくることもあります。むやみに摂るべきでないことはもちろんですが、やむをえず摂らなければならない場合も、まずその安全性や必要性を確かめてから服用するようにしてください。

❖便秘は憩室の原因にもなる

肉類、特に牛肉を毎日大量に食べている人には、大腸の下部であるS状結腸に強度の憩室が見られます。こうした食生活が一〇年、二〇年も続くと、憩室というポケット状のくぼみがS状結腸だけでなく、下行結腸、横行結腸にも現れるようになります。このような腸では、固く狭く、部分的にけいれんとか収縮がみられるので、便やガスの流れが著しく阻害されます。毎日トイレに行って、十分排泄できていたとしても、実際には腸の流れが悪いことによって、宿便があちこちに残存し、大腸の疾患、特にポリープとか大腸ガンになりやすくなるのです。

大腸に憩室が多くある人でも、いったん肉食を少なくしたり、ほとんど食べないでいたりすると、腸壁は一年くらいでやわらかく、けいれんも少なくなり、腸の流れが改善されます。植物性の食物を八五～九〇％くらい、動物食は魚介類を主にして一〇～一五％くらいの割合で食べることで、腸相が良くなるわけです。

❖右側の大腸に憩室が多い理由

前にもいいましたように、アメリカ人の腸相は肉食をたくさん摂ることによって、左側の腸（S状結腸）が非常に固く狭くなっていることが多く、しかもたくさんの憩室が見られます。一方、日本人はアメリカ人に比べて、三〇歳後半頃から右側の大腸（上行結腸から盲腸部）にたくさんの憩室がある人が見られます。

アメリカ人に右側の大腸の憩室が少なく、日本人に多いのはなぜかというと、私の長年の経験と観察から言えば、日本人はアメリカ人に比べて精製された穀物、すなわち白米を食べる機会が多いこと、またアメリカ人に比べると野菜類や果物類の摂り方が少ないことが関係していると考えられます。

日本では、二〇〜三〇年前まで虫垂炎、俗に言う盲腸の手術が多かったわけですが、これについても当時、いまに比べると動物性蛋白質の摂取が極度に少なく、ごはんをたくさん食べることによって右側の結腸の内腔圧力が上がり、便が虫垂のほうへ押し込まれたからではないかと思われます。近年まで、右側の結腸憩室症は遺伝的なものであるようにいわれてきましたが、これもやはり、白いごはんに白いうどんといった精製された大量の穀物を食べることによって起こるのではないかと考えます。

　右側の憩室症は、イタリア、スペイン系の人たちで、やはり精製されたパスタとか白パンをたくさん食べる人にも見られます。医学の本には、憩室症というのは繊維の少ないものをたくさん食べ、腸内の内圧が上がることによって作られると書かれてありますが、穀物や野菜などの摂り方が少ない人のなかでも、肉類の代わりにたくさんの魚介類を食べる人、またチーズやヨーグルトなどの乳製品をたくさん食べる人では、大腸は細く硬く、けいれんが強くなりますが、憩室症の発症は少ないように思います。

　一方、牛肉食の多い人については、腸の左側（S状結腸や下行結腸）に憩室が多くできる傾向にあると述べましたが、その理由についてはハッキリわからないのが現状です。多くの人の大腸検査をしてきた経験からいえば、ただ単に動物食を食べ、食物繊維の少ないものを食べることによって頻度が高くなるということだけが原因であるとは言い切れない気がしています。

❖便秘はガン発生の元にもなる

いずれにしても、植物食と動物食の割合のバランスが崩れると、胃腸の流れ、すなわち消化・吸収・排泄のスムーズな働きが損なわれるのは間違いのない事実です。この結果、血液とかリンパ腺の流れがあちこち停滞するようになり、生活習慣病をはじめ様々な病気にかかりやすくなるため長寿を保つことができません。これまでお伝えしてきたように、胃腸のスムーズな流れは体全体の健康に欠かせないのです。

大腸の緊張が十分でなかったり、逆に腸が緊張しすぎたり、けいれんを起こしたりしていると、腸の流れがスムーズにいかなくなり、硫化水素、フェノール、スカトール、アンモニア、メタン、ヒスタミンなどの多くのアミン類、それにフリーラジカル（活性酸素）などの強い毒物が腸内で発生します。

それらの毒素が局所的には腸の粘膜を刺激し、破壊することによって、ポリープやガンが発生する原因となります。またこれらの毒素が血中リンパ腺内に吸収されて全身に回り、体の中の細胞のＤＮＡを損傷することによって、様々なガンが発生するというような結果になるのではないかと私は思います。

もちろん、こうした便の停滞とか宿便などによって一〇〇種類・一〇〇兆ともいわれる腸内細菌のバランスが崩れ、いわゆる悪玉菌（大腸菌、ウェルシュ菌など）が増し、腸内異常ガスの発生や腹部膨満感、腹痛、便秘と下痢の繰り返しなどの便通不順の症状が起こります。このほかにも、腸内細菌が貢献していると思われる体全体の免疫力、治癒力などが弱まるだろうということは十分考えられます。

このように便秘はただ便が腸に停滞するだけではなく、慢性化することで体の様々な不調が生み出される元凶になります。「たかが便秘」と軽く思わず、また安易に薬に頼ったりせず、毎日の食事を改善することで腸相を良くすることをまずは心がけるようにしてください。具体的にどんな食事を摂ればいいかという点については、この先でさらに詳しく解説していくことにしましょう。

III　胃相・腸相はこうして良くする

ほんとうに健康になる食事法は？

❖病気でないことが健康とはいえない

一口に健康といっても、そのレベルは、病気スレスレのところから、意欲もエネルギーも満ち溢れた健康そのものの状態まで様々な段階があります。「病気でないこと」は、健康のレベルからいえば、かなり下のごくごく足元のところです。ただ、病気ではないというだけでは、「あなたは健康です」とはいえません。

病気と宣言されてしまったら、それはもう自覚症状としてハッキリ感じられ、長年の偏った食事や生活習慣のツケが、支払い不能ギリギリのところまで溜まってしまっているということです。この段階にきて患者さんを薬づけにしたり、メスで体を切り開き、病巣を取り除いたり、縫い合わせたりするのが医者の仕事……。果たしてそれでいいのでしょうか？　私は、そうなる前の段階で、なるべくそういう事態にならないように導いていくのが医者の仕事だと考えているのです。

私は内視鏡でたくさんの患者さんの胃腸を見ながら、こうした予防医学の重要性をたえず痛感してきました。「胃相・腸相」について繰り返し語ってきたのも、胃や腸の健康状態を良くすることがまだ水面下にある不健康な因子を病気というハッキリした形で現れる前に軌道修正して真の健康に導く道だと確信するからです。

第一にチェックしたいのは、食物そのものの質の問題です。つまりその食べ物が、本当に胃相・腸相を良くしてくれるのか。

第二に、それをどのような割合で摂るか。従来の炭水化物、蛋白質、脂肪の摂り方を再検討する必要があるのではないか。

第三に、今まであまり注目されなかった、自然な食物に含まれる微量栄養素、すなわちビタミンやミネラルが重要な働きをしていること。したがって、そうした成分が含まれている食べ物を意識して摂るようにすること。

第四に、食事の摂り方。食事時間が胃相・腸相に影響を与えることはないのか。必要量さえ摂れれば、いつでも食べていいのかという問題。

第五に、食物の栄養補給に、サプリメントと呼ばれる栄養補助食品は有効か。カルシウムの補給にはカルシウム剤を飲めばいいのか。ビタミン剤は……。これらは自然の食物で摂るのと同じように体に作用するものなのか?

こういった点について、これからもう少し詳しく検討していきたいと思います。

自然の理にかなった食べ物を摂ること

❖穀物は精製されない形で摂る

私は「食物はなるべく自然のもの、丸ごと食べられるものを摂るように」と人に勧めています。たとえば、日本人の主食である「米」を例にとってみましょう。お米は白く精製して糠や胚芽を取り除いてしまうと、その部分に含まれているビタミン、ミネラル、食物繊維などがそっくり抜け落ちてしまいます。

小麦を粉にして作るパンもそうです。精製した小麦粉を使った白いパンからは、こうした大切な栄養素が取り除かれてしまっているのです。かつてのソビエト連邦では、国の方針として、精製された小麦粉でパンを作ることを禁じていました。ソ連邦の人々が常食にしていたのは、いわゆる黒パン（黒いライ麦のパン）でした。ですから、彼らは少なくとも必要最低限の栄養素は毎日摂取していたことになります。

精製された白い穀物に残っているのは、大部分がエネルギーになるだけの炭水化物です。これは摂り過ぎると肥満や糖尿病、脚気などの原因になります。

「今は、米以外にもいろいろな食べ物から栄養素がとれるから、一つの食品にそう神経質にこだわらなくてもいいのではないか」……なかにはこう考える人もいるようです。事実、私が糠や胚芽を残したお米、すなわち玄米を食べるように勧めると、「ごはんはごく少量しかいただかないので、白米で十分です」という人がいます。しかし、穀物は私たちの主食です。どんなに少量であろうと毎日食べるものですから、健康に影響しないわけがありません。少ししか食べないというのなら、なおさら体に良いものを摂らねばならないのです。

❖いつでも原則に戻る心がけを

また、「毎日家で食べられるわけではないので、食事法をきちんと守るのは難しい」という人もいます。実際、仕事などが忙しくて満足に食事がとれなかったり、パーティーや旅行などで外食しなければならなかったりすることは少なからずあるでしょう。

私は、こうした多忙な現代人に対して、毎食毎食、本書で勧めている良い食事をかたくなに守るようにといっているわけではありません。大事なのは、食事法の基本と原則を頭の中にしっかり入れておき、できるだけその方針を守るようにするということです。こうした食事が十分にできないことがあっても、自分自身で食事の基本がわかっていれば、すぐに軌道修正することができます。食べることの基本を知っているかどうかが、胃相・腸相を健康に保つカギとなるのです。

腸相を良くするバランスのよい食事

❖バランスとは何か

栄養学について書かれた本には、よく「バランスのとれた食事」という言葉が出てきますが、このバランスとは何を根拠にしているのでしょうか？　この点に関しては、意外にあいまいな答えしか返ってこないことが多いようです。

ここまでの解説で、自然のものを食べることの重要さは十分にわかったとして、では、その自然のものをどういうバランスで食べたらよいのか？　栄養のバランスをとれといわれるが、その根拠はどこに見いだせるのか？　私はここでも「自然に帰る」ということが最も重要だと考えるのです。

たとえば、動物がものを食べるときは歯で噛んで食べますね。この歯が食物の種類、バランスと基本的に関係しているのではないでしょうか。生きた動物を捕まえて食べる肉食動物の歯はすべてが犬歯です。動物を食べない草食動物の歯に一、二の例外を除けば犬歯はなく、その代わりに門歯（前歯）と臼歯があります。

これが我々人間となると、二対の門歯、一対の犬歯、五対の臼歯があります。門歯は果物や野菜を食べる歯、犬歯は肉類を食べる歯、臼歯は穀物・豆類を食べる歯、とそれぞれ噛む対象によって使い分けているのです。

ですから、それらのものを歯の構成に従って「五・二・一」の割合で食べれば、非常にバランスのとれた食生活になります。

臼歯　五対・・・・・穀物…………
門歯　二対・・・・・・野菜・果物…………
｝植物　七

犬歯　一対・・・・・肉（魚）…………………　一動物　一

❖動物性蛋白質もできるだけ魚で摂る

このように人間の歯の構成から考えてみると、植物と動物の比率を七対一にして食べることが理にかなっていることがわかります。わかりやすくいえば、植物食が85～90％、動物食が10～15％という割合になります。

では、こうしたバランスで食物を摂るのが体に良いということが、どうしてわかるのでしょうか？　それは、胃相・腸相、とくに腸相が目に見えて良くなるからです。私が、これこそが正しい食事法だと確信し、皆さんにお勧めしたいと思うようになったのも、内視鏡を通じこの目でつぶさに観察してきたからにほかなりません。

新谷式食事法は穀物・野菜が主体

次に、具体的にどんな食べ物をどのくらいとったらいいかという点について、私が勧める食事法を紹介していきましょう。これは私自身が日々実践している食事法で、シンヤビオジマ（新谷式食事健康法）と命名しています。巻末に載せた表（二一八〜二二〇ページ）も併せて参照するといいでしょう。

❖植物性のものを八五〜九〇％、動物性のものは一〇〜一五％に

「先生は、朝昼晩、どんな食事をなさっているのですか？」とよく聞かれます。

「肉食が腸相を悪くするといっても、アメリカに住んでいることが多いのだから、きっと肉もたくさん食べているにちがいない」……なかにはこんなふうに考えている人もいるかもしれません。

ところが、私は、内視鏡で多くの人の腸相を見て以来、獣肉食がどんなに腸相を悪くしているかよくわかっていますから、この四〇年近く、肉類を口にするのは年に十回たらずです。私も皆さんと同じように肉は好きですが、無性に食べたくなるということはありません。肉食を減らしたほうが体の調子がよく、日々快適に過ごせることを経験的にわかっているからです。

私が普段口にしているのは、朝昼晩とも基本的には純日本食です。主食であるごはんに関しては、「玄米」二に「麦、ひえ、あわ、きび、アマランサス」の混合を一の割合で炊いて、原則としてこれを三食食べています。

それに、ちりめんじゃこを使った「しらすおろし」と「ワカメかコンブのみそ汁」。昼は家で作ってもらった野菜中心のおかずのお弁当。夜は「サラダ」に三〜四種類の「野菜のおひたし」、「海草類」に「いも、にんじん、ごぼう、こんにゃく」等といった根菜類、動物食としては魚介類が主です。

❖精製されない穀物・副穀物は体に非常に良い

私の食事法で主体になるのは穀物や副穀物で、これが食物全体の五〇%にあたります。ふつう穀物というと、白米、白パンやうどん等を摂りがちですが、玄米、胚芽米（三分づき）、押麦、ひえ、あわ、きび、そば米、アマランサスといったものに切り替えて常時食べ、一年後に胃腸の検査をすると、胃相・腸相が非常に改善されているのがわかるのです。

精製されていない自然のままの穀物には体が必要とする成分、つまり蛋白質や糖質、脂肪、食物繊維、そしてミネラルやビタミンなどがバランスよく入っています。そのため、こうした食品を摂ると生命活動が順調になりますが、精製してしまうと糖質だけが過剰に摂取されてしまうため、生命活動がスムーズに運ばなくなり、体がどんどん誤った方向へ進んでしまいます。下痢や便秘、肥満などはもちろん、精神的なイライラ、うつなども引き起こされやすくなるのです。

❖野菜類は三〇~四〇%を目安とし、葉菜類、根菜類を一緒にとる

豆類は五%くらいとしますが、ヘルシーとされる豆腐も含め、あまり食べすぎると蛋白質過剰になります。大豆、そら豆、小豆、いんげん豆、ナッツ類、たね類などは適量ならば体に非常に良いのですが、過剰摂取は蛋白質が腸内で腐敗する原因にもなります。この点を注意して摂るべきでしょう。

果実類も五%くらいにします。果実や生のまま絞ったジュース類、ドライフルーツなどは毎日摂りたい食物の一つです。朝食の三〇~四〇分前に摂るのがおすすめで、逆に夕食後の摂取は避けるようにしてください。というのは、果実は果糖によって胃腸の中で発酵

を起こしやすい面があるからです。オレンジジュースなどのジュース類にも乳糖が含まれているので、乳糖不耐症のある人は腸内ガスが発生したり、オナラがよく出たり、下痢をする人さえあります。

野菜と果物を混ぜたジュースを飲むのも良いことですが、これを飲んだから野菜・果物を食べないというのでは感心しません。野菜や果物をジュースにすることに決して反対はしませんが、それだけではどうしても咀嚼がおろそかになります。自然ままサラダとして、あるいはゆでたり蒸したりしていただくことも体にとって必要なことです。ジュースはそうした食事の補助と考えればいいでしょう。

❖動物性食品は一日一〇〇グラムでよい

動物性食品は一〇〜一五％とし、できるだけ魚でとるようにします。わかりやすくいえば、動物性食品は一日一〇〇グラムで十分だということです。

後で述べますが、人間より体温の高い動物を食べると血がベトベトになってしまうからです。これに対し、魚などの低体温動物は良質の脂（ＥＰＡやＤＨＡ）が含まれているため、血液をサラサラにしてくれます。

その魚介類に関しては、丸ごと食べられる小魚が最良です。魚肉、貝類も悪くはありませんが、それでも先ほどの一日一〇〇グラムの原則を超えないようにします。

また、動物性といっても獣肉（牛、子牛、羊、豚、ハム、ソーセージ、ベーコンなど）はできるだけ頻繁に食べないようにしてください。摂るとしたら月に二～三回までに。チキン（鶏）、ターキー（七面鳥）、ダック（アヒル）などの鳥類も週に多くて一～二回に。もちろんこれも量が問題で、毎日大量に食べることは健康によくありません。

乳製品・卵は、せいぜい週に一～二回に制限します。牛乳は栄養豊富であるといわれ、育ち盛りの子どもに勧められた時代もありましたが、これは医学的に見ても決して正しいことではありません。牛乳や乳製品の嫌いな人、そして子どもたちには体質的に合いませんから、じつは飲まなければ飲まないほど体に良いわけです。牛乳蛋白アレルギーや乳糖不耐症の人たちの場合、体の害にすらなります。私たち日本人は海草類・小魚等から十分にミネラル（カルシウム・マグネシウムなど）を摂取してきました。無理やり牛乳を摂らなくても必要な栄養素はバランスよく摂取できるのです。牛乳・乳製品の問題点については後でくわしく述べることにしましょう。

❖タンニン酸が多く含まれているお茶類はあまり飲まない

嗜好品には、摂取して良いものと、禁止または制限しなければならないものがあります。たとえば、コーヒー、日本茶、中国茶、紅茶、どくだみ茶、杜仲茶などカテキン（タンニン酸）を多く含んだ飲み物に関しては、あまり常用していると胃の粘膜が薄くなる萎縮性の変化が現れてきます。

事実、これらの飲み物をいつも空腹時に大量に飲んでいる人の胃相は良くありません。この萎縮性胃炎は進行すると日本人に非常に多い胃ガンが発生しやすくなりますが、私の長年の臨床経験からいうと、ここには緑茶の飲用も関係しているのではないかと考えています。毎日一〇杯以上の日本茶を飲む人たちに萎縮性胃炎がより顕著になってきます。萎縮性の変化は胃ガンの前駆状態と考えられています。

カテキンについては、抗酸化作用にすぐれた活性成分であることから、お茶などでの摂取がさかんに勧められていますが、私の胃相の観察から判断すると、一日三～四杯以上空腹時に飲むことは避けたほうがよいでしょう。また、これらの飲み物はたくさん摂ると、カフェインの弊害、たとえば不眠症・不整脈・脱水症状などを起こしたりするので飲み過ぎないようにしてください。

❖良い食習慣をつけること

ここまでお伝えした食べ物そのものの選択も大事ですが、良い食習慣を心がけることも大切です。そのポイントは次の二点です。

第一は、よく噛むこと。私の経験では、一口三〇~四〇回くらい噛むようにすると、食物はひとりでに粘状になって喉から流れ込んでいきます。その際、唾液などの分泌も活発になり、胃液、胆汁などともよくまざりあって消化を助けることになります。噛むことによって少量の食べ物でも効率よく吸収されるのです。また、よく噛むことは脳の満腹中枢を刺激するため食欲が抑えられ、あまり多い量を食べなくともすむようになります。これは自然の理にかなったことです。

第二は、夜寝る前に決して食べたり飲んだりしないこと。つまり、寝る四~五時間前までに食べ終えるようにすることが大切です。胃が空っぽになっていると強い胃酸（pH一〜三）が出てくるため、胃の中の雑菌が殺され、消化がスムーズになり、自然治癒力・抵抗力・免疫力を司っている腸内細菌のバランスを保ちやすくなるからです。胃ガンの原因とされるピロリ菌もこの過程で鎮静化し、悪さをしないようになります。前にもお伝えしたように、ピロリ菌はいたずらに除去しなくても、胃相・腸相を改善していくことでおとなしくなっていくものなのです。

この二つのことを守ることは、胃相・腸相を良くする食事法の最も重要なポイントです。食べ物の内容ばかりにとらわれず、食習慣、生活習慣についても少しずつ目を向けていく機会を増やすといいでしょう。

運動とメンタルヘルス

❖適度な運動は胃腸の働きを良くする

食事法とともに、適度な運動が必要です。運動をほとんどしない人たちは運動をする人たちに比べるとガンや心臓病になるリスクが二倍になるといわれています。

そうはいっても、年をとってからジョギングとかウェイトトレーニングなどの運動を過激にやることはかえって害になります。運動をすると、多量のフリーラジカル（活性酸素）ができます。若いときにはそれをうまく中和できるのですが、年とともにその中和する機能が弱っていくので過激な運動は避けるべきです。

その意味では、ジョギングよりもウォーキングがおすすめです。一日三〇分程度散歩をする習慣をつけたり、駅の階段をエスカレーターを使わずに上ったりするなど、様々な工夫をしながら歩く習慣をつけることです。歩くことで胃腸の働きもさかんになり、一種のマッサージ効果が得られます。適度な運動と休養をうまく組み合わせていけば、胃相・腸相も改善されやすくなるのです。

❖ポジティブな精神が健康につながる

胃腸も含めて、人間の体は心（精神）と切り離せないものです。運動の後に休養が必要であるのと同様、ストレスを受けたらリラクゼーション、心理的なリラックスを心がけ、心身のバランスをとらなければなりません。

逆にいえば、どれほど食事に気をつけ、適度な運動を心がけていようと、仕事などで日常的にストレスにさらされている状況が続くと胃腸の働きは低下し、便秘や下痢、腹痛などが起こりやすくなります。食事や運動もストレスケアになりますが、それ以上に大事なのがしっかりと休むこと、特に早寝早起きは心身のリズムを整えるとてもシンプルな健康法です。こうした生活習慣を心がけたうえで、他者とのコミュニケーションを大事にし、日頃の不満をためこまないことです。身近なパートナーや友人を大事にし、自分の抱えている問題をこまめに吐き出していくこと、これも一つの排泄行為＝デトックスであり、胃腸の健康につながります。

また、物事をポジティブにとらえることもとても大事です。人生に希望を持ち、決して悲観的にならないこと。ただ、逆説的になりますが、食事や生活習慣の改善で胃相・腸相を改善し、体調が整っていくと精神面も変化し、自然に前向き思考ができるようになります。悲観的になりやすい人、落ち込みやすい人はいたずらに自己嫌悪せず、まずは体の健康を整えることを意識するのもおすすめです。

動物性の蛋白質・脂肪を摂りすぎるとどうなる

❖摂りすぎた蛋白質は体の中に毒素を発生させる

一般に、肉・卵・牛乳・乳製品・魚などは、非常に栄養価の高い食品と考えられています。これらの食品には、栄養学的に見て理想的な配合で蛋白質が含まれているため、蛋白質が体内でアミノ酸に分解され血や肉となり、スタミナの源泉になると信じられています。しかし、内視鏡でこれらの動物性食品を多食している人の腸を観察すると、逆の認識が得られます。結論を先にいえば、こうした食品をとりすぎることは様々な理由で体によくないのです。では、それはなぜでしょうか？

摂取された肉や卵、牛乳、乳製品などが体内でどう消化されていくか……じつはこのプロセスは、まだ科学的に十分に解明されたものではありません。ただその中ではっきりわかっていることが一つだけあります。それは、動物性蛋白質を大量に摂りすぎると、胃腸でアミノ酸にまで完全に分解も吸収もされず、腸内で腐敗を起こして、たくさんの毒素を作り出すことです。

たとえば、硫化水素、インドール、メタンガス、アンモニア、ヒスタミン、ニトロソアミンといった毒素、加えてフリーラジカル（活性酸素）も作られます。これらは強烈な組織毒で、老化を早め、ガンを含めたたくさんの慢性病の原因になります。

❖毒素はガン細胞を発生させる原因となる

細胞内の核には体を作り、働かせている設計図であるＤＮＡ（デオキシリボ核酸）が格納されていますが、腸内で発生した毒素やフリーラジカルはＤＮＡを傷つけ、その複製で多数のミスを生じさせます。その過程で正常細胞がガン細胞となり、体内のルールを破って、次々と増殖を繰り返していくことになるのです。

通常、こうしたガン細胞は血液成分の一種である白血球の仲間によって退治され、増殖は抑えられますが、腸内の毒素やフリーラジカルはこれらの免疫細胞の働きも低下させてしまいます。免疫細胞の六〇～七〇％は、小腸の腸壁に作られたパイエル板という窪みに集結しているのです。腸相が悪くなり、腸の働きが低下するということは、免疫力の低下も意味します。

すなわち、腸相の悪化は大腸ガンを引き起こすだけでなく、全身の様々なガンを誘発させる要因の一つになりえます。逆にいえば、腸相がキレイであればガンにもかかりにくくなるのです。ガン手術の予後においても、私が勧める食事法によって腸相の改善に取り組むことが再発を防ぐ近道となるでしょう。

❖蛋白質はアレルギー反応を起こす

動物性食品＝動物性蛋白質の摂りすぎは、他にもいくつかの弊害をもたらします。一つは完全に分解されないまま取り込まれた蛋白質が腸から血液中に入り、異種蛋白としてアレルギーなどを引き起こすことです。

この蛋白アレルギーは特に小さい子どもに多く、牛乳・乳製品、卵などを食べることで起こるケースが一般的です。

アトピー性皮膚炎、じんま疹、アレルギー性鼻炎、ぜんそく、膠原病、あるいは潰瘍性大腸炎、クローン氏大腸炎などが増え続けているのは、この動物性蛋白質の摂りすぎが主な原因と考えられます。このような病気や症状が出る人たちは、牛乳・チーズ・ヨーグルトなど、原因となる食べ物を一切摂らないようにすることが重要です。

❖蛋白質の摂りすぎは体内のカルシウム不足を招く

蛋白質の摂りすぎが体に及ぼす影響はまだあります。

穀物や副穀物にも蛋白質は含まれますが、食べすぎることはあまりありません。これに対して、動物蛋白質は摂りすぎになりがちです。

こうした過剰に摂取された蛋白質はどうなるのか？　どれほど良質な蛋白質であっても、すべてが体の組織・器官やエネルギー代謝の材料になるわけではありません。摂りすぎれば、最終的には排泄されるだけです。要するに、全部無駄になってしまうのです。いや、無駄になるだけならまだいいですが、現実にはこの無駄なアミノ酸を分解して、尿として排泄しなくてはなりません。そのため、その役割を担っている肝臓や腎臓などの器官に多大の負担がかかります。

また、多量のアミノ酸が分解されると血液が酸性に傾くため、これを中和するために多量のカルシウムが必要となります。このカルシウムはどこから引き出されてくるかといえば、体の骨や歯からなのです。こうして取り出されたカルシウムは、多量の水分とアミノ酸と一緒に尿として排泄されてしまいます。このように蛋白質のとりすぎはカルシウムの損失も招き、その結果、健康状態が悪化してしまうのです。

❖「細胞の便秘」にも注意が必要

最近の研究では、細胞に運ばれたアミノ酸が蛋白質に再合成される際、たくさんの不良品ができてしまうこともわかっています。この不良品の蛋白質を集めてアミノ酸に分解し、再び蛋白質合成の材料にリサイクルさせるのは、細胞内にあるオートファジーと呼ばれるシステムが担っています。

このオートファジーが働いているかぎり細胞内に蛋白質の余分なゴミがたまるのが避けられることになります。しかし、あまりに多量の蛋白質を摂取していたらどうなるでしょう? そう、オートファジーの働きが追いつかなくなり、細胞内にも不良蛋白質のゴミが蓄積され、細胞の機能低下が引き起こされます。

私はこれを、表現はあまりよくありませんが「細胞の便秘」と呼んでいます。動物性食品を過剰摂取すると腸内も便秘に陥りやすくなりますが、めぐりめぐって、細胞内でもよく似た現象が起こり、細胞の健康状態、ひいては全身の健康状態の低下が引き起こされると考えられるのです。

❖肉や肉加工品を多く摂ると、さらにカルシウム不足に

蛋白質を含んだ食品の中でも肉や肉加工品を過剰摂取していると、カルシウムの損失は特にひどくなります。それは、これらの食品は、カルシウムに対してリンの比率が圧倒的に高いからです。血液中では、カルシウムとリンは一対一のバランスでなくてはならないという鉄則があります。肉食に偏っているとリンが多くなりすぎるので、骨や歯からカルシウムを抜き出して、バランスをとろうとするのです。

加えてリンがたくさん含まれている食品が多すぎると、腸内でリンとカルシウムが結びついてリン酸カルシウムがたくさんできます。ところがこれは吸収できないので、排泄物となって体内から出されてしまう。つまり、ここでもカルシウムが損失されるわけです。

このように、カルシウムはダブル、トリプルで体内からどんどん失われていくので、体内では当然カルシウムの欠乏が起こってきます。

動物食の多い、一見豊かな食生活を送っている先進国の人たちに、カルシウム不足から骨に鬆《す》が入る骨粗鬆症《こつそしょうしょう》が多いのは、これが主な原因です。

動物性の食品をあまり食べなかった昭和三〇年代までの日本人もそうですが、これと同様、動物性食品が少ない質素な食生活を送っている開発途上国の人たちには、骨粗鬆症をはじめ大腸ガン、乳ガン、前立腺ガン、あるいは心臓病、糖尿病、肥満といった現代で最も恐れられている病気も少ないのです。

❖蛋白質の摂りすぎはエネルギー不足の原因にもなる

食物の消化には多量のエネルギーを要します。蛋白質を摂りすぎると体内で完全に分解や吸収がされず、腸内で腐敗を起こして多くの毒素が作られることは前に述べた通りですが、これらを解毒するためにも多量のエネルギーが必要になります。筋肉を作ったり集中力を高めたりするのに必要なエネルギーが、この消化のほうへ回されてしまいますから、その結果としてエネルギー不足に陥ります。また、エネルギーを使うとき、多量のフリーラジカル（活性酸素）も発生するといわれています。このフリーラジカルによって体の老化、ガン、心臓病、動脈硬化などが進むのです。

スタミナやエネルギーをつけるために、特大のステーキを食べる人をよく見かけますが、これはこの理屈からいえば、全くの逆効果というわけです。人間の体にとって蛋白質は不可欠な、重要な栄養素であることにはまちがいありません。しかし、その摂りすぎはこのように様々な悪影響をもたらすことになります。食事の欧米化が進み、肉食に慣れてしまっている私たちは、このことを強く再認識し、植物性食品の割合を増やした腸にやさしい食事を心がけていく必要があるのです。

❖動物の脂と植物の油の違い

次に脂肪の問題について考えてみましょう。肉類の蛋白質の摂りすぎは、必然的に動物性脂肪の摂りすぎにつながりますが、これが私たちの体にどのような影響を与えることになるのでしょうか？

一般的に脂肪は、動物脂と植物油とに大きく分類できますが、その働きや性質によってさらに複雑に分類されていて、一般の人がなかなかおぼえるのは難しい面があります。簡単にいえば、肉類に含まれる脂（動物性脂肪）は飽和脂肪酸、植物油（植物性脂肪）や魚に含まれる脂（動物性脂肪）の多くは不飽和脂肪酸と呼ばれています。これは脂（油）の性質を表現したもので、飽和脂肪酸は溶ける温度が高いため常温では固まり、不飽和脂肪酸は逆に溶ける温度が低いため液状でサラサラしています。

つまり、飽和脂肪酸を摂取すると脂が体内で固まりやすく、不飽和脂肪酸はサラサラと流れやすい性質があるということです。どちらの種類の脂（油）も体にとって必要なものですが、飽和脂肪酸は体内でも合成できるため食事からむやみに摂取する必要はありません。むしろ、過剰摂取をすると血液がベタベタになり、悪玉コレステロール（ＬＤＬ）や中性脂肪が増加しやすくなります。こうした余分な脂が体脂肪（内臓脂肪）として蓄積され、種々の生活習慣病やメタボリックシンドロームの要因になることはすでにお伝えした通りです。

❖植物油がすべてヘルシーとはいえない

一方の不飽和脂肪酸のなかには、体内で合成できない必須脂肪酸も多く含まれています。この必須脂肪酸のなかでも慢性欠乏が指摘されているオメガ3系脂肪酸については日頃から特に意識して摂る必要があります。魚に多く含まれるDHA（ドコサヘキサエン酸）やEPA（エイコサペンタエン酸）、亜麻仁《あまに》油《ゆ》やシソ油などに含まれるα‐リノレン酸はその代表といえます。

日本人は昔からイワシやアジ、サバなどの青魚を日常的に食する習慣があり、このオメガ3系脂肪酸が十分に摂取できていましたが、近年は魚より肉を食べる機会が増え、DHAやEPAが摂取される割合も激減しました。

また、同じ植物油でも皆さんがふだん調理に使っているサラダ油、菜種油、コーン油、ごま油などのたぐいはオメガ6系脂肪酸であるリノール酸を多く含むもので、これらの油は揚げ物や炒め物などにも多く使用されているため逆に過剰摂取が指摘されています。オメガ6系脂肪酸も必須脂肪酸の一つであることに変わりありませんが、大事なのはオメガ3系と6系のバランスです。

豚カツや唐揚げのように動物性脂肪を含んだ肉類をオメガ６系の植物油で揚げて食べるというのは、飽和脂肪酸の過剰摂取につながるだけでなく、必須脂肪酸の摂取バランスを大幅に崩し、これが動脈硬化や心筋梗塞、アレルギーなどの発症につながることが考えられます。

できれば加熱調理にオメガ６系植物油を使用するのは避け、どうしても使用したい場合は、加熱しても成分が変性しにくいオリーブ油を少量用いるといいでしょう。オリーブ油に含まれるオメガ９系脂肪酸は必須脂肪酸ではありませんが、オメガ６系の過剰摂取を避けるうえでも良質のもの（エクストラバージンタイプがおすすめです）を常備するようにしてください。

青魚をなかなか摂取できないという人は、亜麻仁油やエゴマ油をサラダに加えたりしていただき、オメガ３系脂肪酸の補給を心がけてください。オメガ３系は加熱に弱いので、生の状態で使用するのが鉄則です。

❖脂肪の摂りすぎは血をベタベタにする

ここまでの解説でも脂肪酸（油・脂）の分類がずいぶん複雑であると感じたでしょう。ただ、飽和脂肪酸、不飽和脂肪酸といった難しい用語を使わなくても、脂肪の性質については十分に説明ができます。

ポイントとなるのは、人間と動物とでは体温に差があるという点です。鳥類や牛・豚などの体温は三九～四〇度近くあります。これに対して人間の体温は三六～三七度ですから、二・五度くらい動物より低いことがわかりますね？　こうした動物の脂を摂ると、動物の血液中では高い温度でサラサラしている脂肪が、人間の低い体温の中に入っていくことで固まってしまうのです。そのため、肉をたくさん食べると、血液にベタベタと粘りが出て流れにくくなります。

このことははっきりと証明できます。肉料理を食べたあと白目の部分を顕微鏡で見ると、赤血球や白血球、リンパ球などの血球がベタベタとくっついてくる様子がはっきりと確認できるからです。食後二時間くらい経つとそうした状態になり、六時間後にピークに達します。この固まった血球が再びサラサラになるまでには二四時間くらいかかります。

毎日のように肉料理を口にしていたらサラサラに戻ることなく、つねに血液がベタベタになってしまうことがわかるはずです。

❖細胞が酸欠状態になる

こうしたベタベタ、ドロドロの血液のなかでは、赤血球などの血球がたえずだんごのようにくっついてしまうため、末端にある毛細血管を通れなくなります。たとえば、赤血球の直径は約七ミクロン（一ミクロンは千分の一ミリ）であるのに対して、毛細血管は一〜二ミクロンの太さしかありません。ですから、ふつう血球は長く細くサイズを変えて血管の中に入っていくという涙ぐましい努力をしているのですが、赤血球が無数のだんご状になってしまえばいかんともしがたいわけです。

血球が通れないということは、赤血球で運ばれる酸素が細胞内に送られないということです。このため、細胞全体の酸素の供給量がベタベタの度合と時間に比例して落ち込むことになります。要するに、体内の細胞が酸欠状態に陥るというわけです。これでは活動エネルギーを十分に生み出すことができません。油っぽい料理をたらふく食べると、スタミナがつくどころか、ぐったりとして力が出ないのはこのためなのです。

❖脂肪の摂りすぎは老化を早める

また、血液がベタベタすると、酸素ばかりでなく栄養素も十分送られないことになります。細胞に栄養がなければ新陳代謝も滞り、当然皮膚も縮んだり、しわができたりして、老化現象が起こります。また体の隅々まで移動できないのは、赤血球ばかりではありません。体内を外敵から守る上で重要な白血球（免疫細胞）もせき止められ身動きがとりにくくなってしまいます。

この結果、細菌やウイルス、ガン細胞などを効率よく退治できなくなるため、体の抵抗力、免疫力、自然治癒力が弱くなります。その間隙をついて病原菌・ウイルスが暴れ、感染症にかかりやすくなったり、ガン細胞が勢力を伸ばしていったりするのです。

脂肪の摂りすぎでもう一つ大きな問題は、動脈硬化です。問題は先ほどの酸欠状態が大きく絡んできます。酸素欠乏となった血管では、血管を形成している筋肉細胞が肥大して盛り上がることで血管の内壁が引き裂かれてしまい、それが動脈硬化の引き金になりやすいからです。また、フリーラジカルにより酸化されたコレステロールも動脈硬化の原因や悪化につながります。血液やリンパ液が身体の中をスムーズに流れるということは、病気の予防に非常に大切なことなのです。

❖牛乳信仰の落とし穴

高齢化社会が到来したこともあり、最近、特にとりざたされているのが骨粗鬆症という病気です。これは年とともに骨に蓄えられていたカルシウムが減り、骨がいわばスカスカの状態になって骨折を起こしやすくなる症状をいい、特に更年期以降の女性に多いとされます。骨折の部分によっては、それをきっかけに寝たきりとなり、老後の生活に大きな影響を与えるので問題になっています。

こうした骨粗鬆症の問題もあり、日本人は欧米の人々に較べてカルシウムの摂取が不足しているといわれてきました。そこで、カルシウムをとるなら牛乳ということで、成長期にある子どもたちの栄養補給や閉経後の女性の骨粗鬆症の予防のために、もっともっと牛乳を飲むようにといわれてきたのです。

確かにカルシウムは、人間の体にとって非常に大切な栄養素です。実際にはカルシウムだけでなく、マグネシウムやナトリウム、カリウム、鉄、銅、亜鉛などミネラルのすべてが大切な栄養素なのですが、カルシウムに注目するあまり、カルシウムがたくさん含まれている牛乳さえ飲めば必要な栄養素がすべて摂れるというような、牛乳を飲んでカルシウムをたくさんとれば健康に非常によいというような安易で危険な「牛乳信仰」が長い間はびこってきました。

そもそも、カルシウムはマグネシウムもしっかりとっていなければ体内で十分に吸収できません。マグネシウムがほとんど含まれない牛乳をたくさん飲んだところで、豊富だといわれるカルシウムがすべて吸収され、体内で役立てられるとは限らないのです。むしろ、カルシウムばかりを過剰摂取すれば体内のミネラルバランスが崩れてしまいますから、体にはかえって負担がかかってしまいます。

牛乳の味が好きで、アレルギーや乳糖不耐症、肥満、高脂血症などの症状がない人なら、時折牛乳を飲んだり、乳製品を摂ったりしてもよいかもしれません。しかしそれはあくまで嗜好品としてであり、健康目的で子どもや高齢者に勧めるのはまっとうなこととはいえません。明確な科学的根拠があるものとはいえず、むしろ体に様々な害を及ぼすことが心配されます。

❖懸念される牛乳の「女性ホルモン」過剰

こうした牛乳の害に関して私が一番懸念しているのは、牛乳に過剰に含まれる女性ホルモンの問題です。いま市販されている牛乳は、母牛が出産してすぐに人工授精される非常に不自然な飼育状況にあるため、いわゆる妊娠牛から搾乳されているケースが多く、通常では考えられない多量の女性ホルモンが含有されていると考えられています。

こうした女性ホルモン入りの牛乳を、学校給食などを通じて小学生たちが毎日のように飲んでいるわけです。また、大人になって以降も、牛乳を原料としたチーズや生クリーム、バターなどを使った料理や菓子・ケーキ類を口にする機会は数多くあります。山梨大学名誉教授の佐藤章夫氏も指摘されていますが、いま女性の乳ガン患者が急増しているのも、こうした牛乳・乳製品を多量に摂取していることが関与していると考えられます（私が若い頃は患者さんを探すのにも苦労したほどでしたが）。ガンの要因はストレスなども絡み食べ物がすべてとはいえませんが、私は牛乳・乳製品を乳ガンのリスクファクターの一つとしてとらえるべきだと思っています。少なくとも健康のために飲むということはやめるべきでしょう。

そもそも、自然の摂理からいえば、成長してから他種の動物の乳を飲んでいる動物はいないのです。それだけ考えても、他の動物の乳を飲むこと自体、不自然なのだと理解すべきです。もちろん、母親の母乳が十分に出ず、やむをえず他の動物の乳＝牛乳で栄養を摂らなくてはならないということはあるかもしれません。人間でも一歳くらいまでは、他の動物の乳を飲んでもほとんどアレルギー反応等の拒絶反応が起こらないようになっています。しかし、離乳が済み、歯が生えそろったあとまで、好きでもない牛乳を無理に飲ませるようなことをするべきではありません。牛肉をたくさん食べるのはよくありませんが、牛乳や乳製品も同じ動物性食品です。たくさん摂りなさいということ自体、おかしいことだと気づくべきなのです。

❖酒・タバコが害になる理由

次に酒やタバコの問題点について考えてみましょう。私は健康でイキイキとした人生を送るためには、最低限この二つをやめるべきだと考えています。なかには「やめるというのは厳しい」と感じる人もいるかもしれませんが、酒やタバコを体に入れると、体を酸化（老化）させるフリーラジカル（活性酸素）が多量に発生しやすくなります。フリーラジカルは過度のストレスが続いたり、紫外線やレントゲン撮影時のX線を浴びたりしても発生するため、蓄積していくと体がつねに疲れやすく、様々な体調不良や病気が引き起こされる要因になります。また、細胞の老化をうながし、ガン細胞を生み出すことにもつながるので、なるべくは増やしたくない物質なのです。

こうしたフリーラジカルは、食品から抗酸化作用の強いビタミンやファイトケミカル（ポリフェノールなど植物に含まれる活性成分）などの成分を摂取することである程度は除去することができます。しかし、酒やタバコ、排気ガスなどで汚染された大気、クスリなどを吸収すると、体が解毒作用を必要として、こうした抗酸化物質の浪費がうながされてしまいます。日常の食事からある程度の栄養補給ができていたとしてもその多くが解毒に用いられてしまえば、体の機能維持がどうしても手薄になります。

後述しますが、ビタミンやミネラルは補酵素（酵素の働きを助ける物質）ですから、これらの栄養素が欠乏するということは体内の酵素の働きも低下することを意味します。体内の化学反応のすべては酵素なしに成り立ちません。加齢とともに代謝が低下することを考えればなおさらです。私からいわせれば、わざわざ酒やタバコで抗酸化栄養素を消耗し、酵素の活動を弱らせてしまうということは、病気にかかる確率を増やし、寿命を縮める行為にほかならないということです。

「タバコの吸いすぎは肺ガンを誘発させる」「お酒の摂りすぎは肝臓を酷使し、肝機能障害のリスクを高める」……こうしたいわれ方がされていますが、それはタバコや酒の害のほんの一面にすぎません。体全体の健康にかかわる問題として、禁煙や禁酒の問題をとらえ直すべきでしょう。

なお、酒については、飲酒をすると血管が拡張し血のめぐりが良くなるため、酔いとともに体が温かくなり、気持ち良い気分になれますが、残念ながらそれは一時的なものです。拡張した血管はやがて収縮をはじめ、酔いがさめる頃には血流も悪くなり、体は逆に冷えてしまいます。飲みすぎた翌日というのは、基本的にこうした低体温状態に悩まされるものです。おまけに肝臓の解毒作用を酷使し、代謝酵素を大幅に消耗することになるわけです。「酒は百薬の長」などといいますが、それは一種の方便で、医師として飲酒はお勧めできないことを付言しておきます。

❖フリーラジカルと胃相・腸相

前項で取り上げたフリーラジカル（活性酸素）ですが、一般的には①スーパーオキシドラジカル、②ヒドロキシラジカル、③過酸化水素、④一重項酸素などが代表的なものです。

私たちの体の内部では、呼吸して取り入れる酸素の約二％がフリーラジカルに変化するといわれています。これは各細胞の中にあるミトコンドリアが酸素と糖質からエネルギーを産出する際に副産物としてできるものです。ただ、体の内部には活性酸素の害を防ぐ強力な防御機能が備わっているので、通常、こうしたフリーラジカルが発生しても体に害を与える前に処理してしまうことができます。体内でＳＯＤ（スーパーオキシドディスムターゼ）、カタラーゼなどの酵素が作られ、酸化の害を予防してくれるのです。

フリーラジカルは体内のホルモンの生産に関与したり、体内の何千何百という数の酵素の活性化にたずさわったり、細菌やウイルス感染があった場合、体内の免疫機構系で有力な武器としても使われていたり、健康づくりにも役立つ面がありますが、過度に発生した場合や生体中にバランスよく抗酸化物が存在していない場合、老化や様々な病気を作る危険な物質として作用するわけです。

現在、私たちは体の処理能力を超えるような大量のフリーラジカルを発生させる環境で生活をしています。例えば、紫外線、放射線（レントゲン線）、超音波、電磁波、排気ガス、排煙、農薬、除草薬、種々の薬品、もちろんタバコ（副流煙を含む）、アルコール、酸化した植物油・脂肪の摂り過ぎなど、フリーラジカルを大量発生させる要因は枚挙にいとまがありません。

病気を予防したり、長寿を保ったりするためには、知らない間に体内に発生していることれらのフリーラジカルの害を取り除く抗酸化栄養素、具体的には未精製の穀類・野菜・果物・海草類をよく食べ、良い水を一日一～一・五リットル飲む、これに加え、適度な運動やストレス解消のためのメンタルケアなどが必要となります。

抗酸化作用をもつ栄養素としては、ビタミンA（βカロチン）、ビタミンC、ビタミンE、ミネラルではセレニウム（セレン）、カルシウム、亜鉛等が代表的です。また、野菜や果物、海草などをしっかり摂ることで、先ほど挙げたファイトケミカルのような植物の活性成分も十分に補給するべきでしょう。

ただ、ビニールハウス栽培や日光に当たらないようにして作った野菜類は、見た目は同じであってもその植物が本来持っている生命力が低下し、ビタミンやミネラルの含有量も減少していることが懸念されます。現行の日本の栄養学では、どのような手段で栽培された野菜でも同じ野菜として扱われますが、栽培の仕方はもちろんのこと、流通や店舗での陳列の仕方、家庭での保存法などによって雲泥の差が出ることはいうまでもありません。理想をいえば、農薬・除草薬・化学肥料のたぐいを極力使用せず、産地から短時間のうちに直送される食材を、新鮮なうちに、なるべく生に近い状態で摂ることが一番です。そこまでは難しくても、栄養学の概念に縛られず、「新鮮なもの」「生のもの」を日頃からしっかり摂取することを心がけてください。この点に関しては、酵素について述べたⅥであらためて考察することにしましょう。

❖過剰のカルシウムは四〇歳を過ぎてからは特に危険

牛乳について述べた箇所でもふれましたが、「年をとるにつれてカルシウムが不足するからたくさんとらなければならない」とよくいわれています。しかし、カルシウムはマグネシウムが不足していると吸収できず、過剰のカルシウムは腎臓から排出されてしまうということを述べました。

では、排出されずに体内に吸収されたカルシウムは望みどおり骨の材料になるかというと、四〇歳以上の特に閉経期後の女性の場合、ほとんど骨には行かないといいます。いったいどこに行ってしまうのでしょう？

困ったことに、排出されなかった過剰のカルシウムは動脈、胆嚢《たんのう》、腎臓などに沈着してしまうのです。それによって動脈硬化を起こしたり、胆石・腎結石ができたり、子宮筋腫が石灰化したりしてしまいます。ですから、特に四〇歳を過ぎてから、骨粗鬆症の予防のためにと、過剰にカルシウムだけをとるのは危険でさえあります。

年をとってきたらある程度骨量が減るというのは自然現象で、白髪になったり、しわが増えたりするのと同じで骨自身も年をとっていくのです。こうした自然現象をカルシウムをたくさんとることで強化しようとするのは、愚かなことであるばかりか、かえって体に害になるのだということを強調しておきたいと思います。できれば二〇～三〇代のうちに、次のような方法でしっかりした骨を作っておくことです。

①摂取カロリーを減らすだけの不健康なダイエットをしない。
②カルシウムとマグネシウムのバランスがよい食べ物を規則正しくとる。
③ウォーキングなど適当な運動を毎日続ける。
④高蛋白食（特に動物食）にならないようにする。
⑤酒、タバコは摂らないようにし、ストレスをできるだけ避ける。
⑥薬品（漢方薬も含めて）をできるだけ服用しない。

Ⅳ 水こそ百薬の長

血液のスムーズな流れが病気を予防する

❖良い水を飲む習慣を

私は一日に良い水を約一～二リットルは飲んでいます。まず起きぬけに五〇〇cc、昼までに五〇〇cc、夕方までに五〇〇cc～一リットル、食事に含まれる水分を除いても毎日これくらいは飲んでいます。

もちろん、いつでも飲んでいいというわけではなく、大事なのは体のリズムです。体がどのタイミングで水を必要としているのをよく理解し、体の声を聴きながら上手に摂っていく必要があります。たとえば、食事の前と後とでは前に飲んだほうが体は喜びます。食前三〇分～一時間前に飲むようにすると、食事をする時には水はすでに腸の中に入っているわけで、胃が水でいっぱいで食事が摂れないということはありません。胃酸が水で薄められるのも避けることができます。

また、夜の時間帯に関しては、夕食を六～七時になるべく食べ終えるようにし、それ以降は食べたり飲んだりしないことが大事です。「水くらいだったらいいだろう」と夜にたくさん水を飲んで寝る人がいますが、睡眠中に水が逆流しやすく、体に余計な負担がかかります。前述したように、特に横隔膜ヘルニアで胃の一部が食道の方に上がっている人は要注意です。そうした人が夜に水をたくさん摂ると、胃液といっしょに胃の中のものが食道内に逆流してしまう恐れがあるからです。

なかでもお年寄りの場合、逆流してきた内容物が気管支の中に吸い込まれて慢性気管支炎から肺炎になったり、肺膿瘍などになったりして、命とりになる場合もあります。死亡率の上位にある肺炎も、こうした水の逆流が大きな原因の一つだろうと思います。一番いいのは六～七時に夕食を終えて、それ以降は何も飲み食いしないことですが、仕事などでどうしても食事が遅くなってしまう場合も、極力大食はせず、水分補給も最小限度に抑えるようにしてください。

❖水によって体の中の老廃物や毒素を早く外へ出す

さて、なぜ水を飲むことが大事なのかと言うと、胃腸はもちろんのこと、体中の細胞に常に新鮮な水が必要であるからです。これは木や草も同じです。新鮮な水で体の中の老廃物や毒素を早く外へ出すようにする。流れる川が澄み、澱んでいる川が汚くて往々にして雑菌や虫の住み家となってしまうように、体の中の水の流れも常にサラサラとよどみなく行くようにしなければなりません。

胃腸の中には、約一〇〇～四〇〇種類、計一〇〇兆個もの腸内細菌が棲息しているといわれています。腸内細菌のなかでもビフィズス菌のような有用菌（善玉菌）は、ビタミンやたくさんの酵素を作ったり、腸の消化吸収を正常に保ったり、免疫機能を刺激したり……様々な役割を担っています。過剰な動物蛋白・脂肪食や、アルコール、抗生物質などの薬物を摂り過ぎると腸内細菌のバランスが崩れて異常発酵が起こり、病気から身を守る免疫力、治癒力を弱めるばかりでなく、胃相・腸相を悪くし、放置しておけば将来的にガンや生活習慣病などの原因になります。

❖人間の体の大部分は水

ご存じの通り、人間の体の大部分は水でできています。子どもで八〇%、成人で六〇～七〇%、老人でも五〇～六〇%は水なのです。人間の体を構成している四〇～六〇兆もの細胞は、内も外も水分で満たされています。たとえば、血液のうち液体成分、つまり血漿が占める割合は五五%ですが、その血漿の九〇%は水です。血液は体のすみずみにたどりつくと濾過されて組織液となり、細胞組織の間に入り込んでいきます。組織液には微量のミネラルと蛋白質などが含まれていますが、ほとんどは水です。

組織液によって運ばれた栄養物は周辺の細胞に吸収され、代わりに細胞の老廃物が水といっしょに送りだされるわけです。老廃物を取り込んだ細胞液は、一部は毛細血管に入って静脈に合流しますが、残りは組織液のままリンパ管に入り、リンパ管は首のまわり、腕の付け根、そけい部などに向かって集合してから静脈に入ります。

血管とリンパ管を合計した体内の水脈の総延長は二〇万キロにも達するといいます。このように人体には長大な水の流れがあるのです。そして、私たちが生きているかぎり、そのすべてに水が流れ続けているというわけです。血液やリンパ液の流れが滞ると、胃腸の流れや尿の流れ、肺・気管支の空気の流れと同じように様々な病気が起こることになります。

慢性の水不足は老化を早める

❖チェーンスモーカーの細胞は酸欠状態

体の中の水、すなわち血液・リンパ液の流れをサラサラと流すことは、健康を守る上でとても大事なことです。では、体の中の水がサラサラと流れない原因はなんでしょう？大きく見て次のような原因があります。一つは肉食です。前にも述べたように、人間よりも体温の高い動物の蛋白・脂肪を食べた場合、体温の低い人間の血液はベタベタになり、赤血球・白血球・リンパ球・血小板などがたがいにくっついて、毛細血管の中に入っていけなくなります。その結果、四〇～六〇兆あるそれぞれの細胞に酸素や栄養を与えられなくなります。

そのうえタバコを吸う人では、タバコの中のニコチンが毛細血管や細い血管をけいれんさせ、赤血球などがさらに入っていけなくさせています。そして、ふつうなら赤血球が細胞に必要な酸素を与えるようになっているのですが、タバコを吸っている間は酸素と結びつく場合の何百倍もの強さで赤血球は一酸化炭素や炭酸ガスと結びついてしまいます。つまり、頻回にタバコを吸えば吸うほど、酸素のない赤血球が細胞のまわりの毛細血管に入っていきます。細胞組織も新しい酸素が供給されないので、どんどん酸欠状態になってしまうわけです。

タバコを長い間吸っている人やチェーンスモーカーの顔色がどす黒いのは、皮膚が慢性の酸欠状態であるためです。それは皮膚だけでなく同じように全身の細胞にも影響を与え、心臓、脳、肺、肝臓、腎臓等の重要な器官も酸欠状態になります。ですから、肉を頻回に食べてタバコを吸うなどというのは非常に体に悪いのです。

❖タバコを吸う人がガンになりやすい理由

ある程度の年齢になると、発見される・されないにかかわらず、たえずガン細胞が体の中に発生しているといわれています。そのガン細胞を白血球の一種であるＮＫ細胞（ナチュラルキラー細胞）が食い殺していると言われますが、そうした白血球が毛細血管に入っていけないと、ガン細胞などの増殖を止めたり、退治したりすることができない。だからガン細胞がどんどん増え、進行性のガンになりやすくなるのです。

もっとわかりやすくいえば、ウイルスや細菌に感染した場合、細胞の中や細胞の間に入り込んだウイルスや細菌を白血球などが食い殺すわけです。Ｏ‐１５７などの大腸菌も同様です。結局、抵抗力の強い人というのは、血が常にサラサラと流れて赤血球や白血球がよく全身を回っている人です。そういう人の体では、すみずみに隠れている病原体を白血球やリンパ球などが見つけて食い殺しているのです。

つまり、コレステロールや中性脂肪が高くて血がベタベタしていたり、血管がけいれんしたりして、白血球などがうまく入っていけないと、ガン細胞だけでなくウイルスや病原菌を退治することができなくなります。ですからタバコを吸う人は肺ガンだけでなく、様々なガンや病気にかかりやすい原因を作っているといえるのです。

タバコを吸うとガンになりやすいのは、ニコチンやタール自身の害よりも、赤血球や白血球やリンパ球が細胞のすみずみにまで入って、ガン細胞を退治できないことがより大きな原因ではないでしょうか。

もちろん、このほかにもアルコール、過激なスポーツ、紫外線にさらされるといった多数の要因により血液の流れは悪くなり、フリーラジカルも発生しやすくなります。こうした点に心あたりがある人は、良い水を積極的に摂りドロドロになった体液（血液、リンパ液、細胞内液）の交換をたえず行っていく必要があるのです。

水は胃腸をきれいにし、若さ美しさを保つ

❖年をとるにつれて、水は欠乏する

食べ物を摂取すると腸で分解され、血液によって全身の細胞に運ばれることで、最終的には炭酸ガスと水になります。ですから前述したように、食べ物を摂っているだけでも体の中で水は作られています。食べ物の中に含まれる水分ということでいえば、だいたい五〇〇～七〇〇ccくらいでしょうか。このように水分は食物からも摂取できますが、それだけでは十分とはいえません。いや、口から飲む新鮮な水の効果は一般に思われている以上に大きいものであることを知るべきでしょう。

飲用水が皮膚の細胞に届くのはとても早く、飲んでから一五～二〇分ほどで皮膚の表面に達し、みずみずしくなめらかな状態を取り戻します。その結果、体を構成している細胞の内外は新しい水で満たされ、細胞のエネルギー代謝も活発になり、同時に細胞内に蓄積された老廃物も排出されていきます。このように水のスムーズな循環のもとに、私たちの

健康な体も維持できるのです。

人間は加齢とともに細胞内の水分の量が低下していくほか、日常的にも水分の摂取が少なくなっていく傾向にあると思います。食べ物の摂取量も減り、栄養物の吸収も悪くなり、全体が老化現象を起こしていくわけですが、それは言い換えれば、年をとっていくにつれて細胞が水不足に陥っていくことを意味しているのです。

❖水はダイエットにも有効

こうした点をふまえれば、ただ喉が乾いたから水を飲むというのではなく、良い水を常に一日一～一・五リットルずつ飲む習慣をつけるというのが、体の老化を防ぎ、みずみずしさを保つ秘訣です。実際、私は肥満に悩むアメリカ人の患者さんに、食事の改善とは別に、たくさんの水を飲むよう勧めています。近年では、ペットボトルの水をいつも携帯し、仕事場などでコンスタントに水を飲んでいる太った若い女性がよく目につきますが、本書で述べる注意点さえ守れば、それはとても良い傾向です。水分をたくさん体に与えることによって、体内の新陳代謝が盛んになり、脂肪の代謝がうながされることで健康的なダイエットも可能になるからです。

日本人にはそれほどの肥満の人はいませんが、やせている人でも良い水をよく飲むようにすると、新陳代謝が高まって食欲も増すことで体重が適度に増えやすくなり、徐々に健康レベルが高まっていくでしょう。水を飲みすぎると体がむくむとか、水太りになり肥るとかいう人がいますが、これは全くまちがった考えで、体のむくみは腎臓機能の低下によって起こることなのです。逆に、水分の摂取が多くなるほど排尿量が増え、新陳代謝が活発になるため、体内の脂肪の代謝がスムーズに行われ、肥満体質も改善されやすくなります。その意味では美容にも効果的といえるのです。

きれいな水は百薬の長

❖体の循環の滞りが病気を引き起こす

適当な運動をすることによって血液の循環は良くなりますが、これにプラスし、日頃から十分に水を飲むようにしていると、コレステロールや中性脂肪だけでなく尿酸値や血糖値の高い人も自然に正常値に下がります。水を十分に飲むことによって血液をサラサラにし、動脈硬化の予防にもなるため、脳梗塞や心筋梗塞など血管の詰まりによって起こる病気の予防にも役立つことになります。

また、体の循環が滞ると、結局、体内のカルシウムの滞りも起こりやすくなるので、胆囊結石とか腎臓結石、尿路結石などができるリスクも高まります。そこで、たとえば尿路結石などがある人には、たくさん水を飲みなさいということをドクターたちはいいます。水が不足すると尿の排泄量も少なくなって、石などができやすくなるからです。糖尿病や腎臓病、肝臓病などの病気は、きれいな水をたくさん飲むことである程度予防できるものなのです。

❖コップ二杯の水を一日三回は飲みましょう

水を飲む場合、大急ぎで冷たい水をぐいぐい飲むというのはよくありません。なるべく常温の水を飲んでください。冷たい水ならゆっくりゆっくり心静かに飲むと、気持ちが落ち着き、それだけでストレスの解消にもなります。

日本人はよくお茶を心静かに飲むということをしますが、それと同じように良い水を心静かに飲むように心がけてください。

私がお勧めしたいのは、コップ二杯くらい（約五〇〇cc）のきれいな水か湯を一日三回、毎食前三〇～六〇分の間にゆっくりと時間をかけて飲むということ、またはコップ一杯を一～二時間に一回飲むこと。食事の時間にお茶を飲んだりするのは悪くありませんが、水は水でちゃんと飲む習慣をつけることが大切です。「酒は百薬の長」という言葉がありますが、私は「良い水こそ百薬の長」だと思っています。

良い水をきちんと飲んでいる人の胃腸はきれい

❖良い水は胃腸内に異常発酵を起こさない

水は生命活動を支えてくれる重要な存在ですが、水ならどんな水でもいいかというと、そうではありません。問題なのは水道水です。殺菌のために塩素などを含んだ水道水を多量に飲むと、腸内細菌のバランスを崩し、有害な悪玉菌が発生しやすくなります。その結果、胃腸腐敗が起こり、下痢や便秘の原因となります。そうならなくても、便やオナラが臭くなることは腸内腐敗のしるしです。臭さの原因は、硫化水素、アンモニア、ニトロソアミン、フェノール、スカトール、種々のアミン類などの有毒性のガスだということを忘れてはなりません。

これに対し、良い水をきちんと飲んでいる人の胃の中は、みずみずしくてきれいです。ふつう、胃相が悪いと、粘膜などがまだらに赤っぽかったり、白い粘液や唾液があちこちまだらにくっついていたり、要するに汚くみえるわけです。良い胃相というのは、きれいなピンク色をしていて、とてもスムーズででこぼこのない、ムラのない透明な粘液で包まれているような状態であることがわかります。

それが、水をあまり飲まず、酒やタバコをたしなんだり、夜遅く食事を摂ったりしている人の胃相は非常に状態が悪く、胃の粘膜をとって調べてみると、胃炎で粘膜がただれていたり、萎縮して薄くなっていたりしています。また、こうした悪い胃相の人は、たいていの場合、ピロリ菌や他の雑菌が住みついているものです。

❖水を飲まない人の腸相は悪い

腸の場合も、良い水をいつも飲んでいない人を内視鏡で調べると、腸の粘膜が乾いたようになってベターッとくっついているか、便のうすいかたまりが腸壁にべったりくっついていたりすることが多く見られます。検査の際も、空気がうまく入らなかったり、水をしょっちゅう腸の粘膜にふりかけて、空気を入れていかなければならなかったりすることが少なくありません。

そもそも、腸が乾いていて、宿便が残っていることの多い人の場合、腸の便の残りやすい部位にポリープやガンができやすくなっています。そういう人は皮膚を見てもアトピー性皮膚炎とかアレルギー性の皮膚炎があったり、皮膚が乾いていてシワやシミも多かったり、見かけも年よりふけた感じの人が多いようです。

水というのは、このように、皮膚のみずみずしさだけでなく胃腸のみずみずしさを保ち、きれいな胃腸をつくるのに非常に大切であることがわかるでしょう。

健康に良い水とは

❖水道水も要注意

水道水に関して、ここでもう少し補足しておきましょう。先ほども述べたように、水道水は殺菌処理に多量の塩素を使っているため、特有のカルキ臭やトリハロメタンなどの有害物質が生じることが知られています。

近年では、浄水場に高度浄水処理を導入したり、水源林の保護に取り組んだりするなど、行政レベルで水質浄化の努力が進められているようですが、健康状態を維持し、高めるために飲む水という点ではまだまだ問題が多いのが現状でしょう。

仮に水質浄化が評価できる内容であったとしても、その水を供給するための水道管が老朽化し、有害な鉛が溶け出しているといわれています。鉛は水に溶けやすい物質として知られ、しかもいったん体に入ると蓄積し、腹痛や貧血、不眠などのほか、脳神経や肝臓などにもダメージを与える恐れがあるとされます。

いま、古い水道管の取り換え工事が進められていますが、完全に終了したわけではありません。同様に、貯水槽の管理をしっかりしていないマンションも少なくないため、貯水槽に古い水がたまりやすく、せっかく殺菌したとしても台所の蛇口に届く前に水が汚染されてしまうケースもあるようです。「安全な水」であることは確かかもしれませんが、こうした現状をふまえれば「体にいい水」とまではいえないでしょう。

水によって体質改善をうながし、健康レベルを高めていくには、家庭の台所に良質の浄水器や活水器を取り付けることをお勧めします。これに加え、市販のミネラルウォーターを上手に活用してください。水質汚染が進んだいまの日本でベストの水を求めるのは難しい面がありますが、以下に述べるように、工夫次第で健康にプラスになる摂取法も可能です。ぜひ参考にしてください。

❖良い水の条件

それでは、良い水の条件とはどんなものでしょうか。

①塩素や化学物質など、人間の体に有害な物質が取り除かれていること。

②ミネラル、特にカルシウム、マグネシウム、カリウム、ナトリウム、鉄などがバランスよく入っていること。

③水のｐＨ（水素イオン濃度指数）が約七・五以上あり、弱アルカリ性を示すこと。

水についてはわかっていないことも多いのが現状ですが、私は最低限これらの条件を満たしている水を飲むように心がけるべきだと考えています。

②に関して補足すれば、一般的に日本の水は飲みやすい軟水が中心で、調理にも適しているのが特徴ですが、ミネラルの含有量自体は決して多いわけではありません。これに加え、ここまで述べてきたような水道水の問題もあります。ペットボトルなどに入った市販のミネラルウォーターにしても、日本では加熱殺菌が義務付けられているため、天然の水に含まれる有用な菌も一緒に死滅させられてしまいます。つまり、決して「生きた水」が飲めているとはいえないのです。

これに対し、ヨーロッパで製造されているミネラルウォーターは、水に恵まれてきた日本と違って、水源の環境保護には非常にシビアな面があるため、基本的には殺菌処理は行われていません。その意味では「生きた水」が摂取できることになりますが、硬度が高いため飲みにくいのが特徴です。

ここでいう硬度とは、水に含まれるカルシウムとマグネシウムの割合を表わしたもので、「硬水＝硬度が高い＝ミネラル含有量が多い」と考えてください。ミネラル補給という点では硬水のほうが優れていると感じる人もいるかもしれませんが、含有量以上に大事なのがミネラルバランスです。主要ミネラルであるカルシウムとマグネシウムは体内で協調して働くため、基本的には「カルシウム：マグネシウム＝2：1」の割合が理想的だとされています。硬度が高いからといってミネラルバランスに優れているというわけではありません。カルシウムの含有量が多い水を多量に飲むとお腹を壊すこともあるため、基本的には日本人の体質に合った軟水のほうをベースに、こうしたミネラルバランスにすぐれたものを選んで、飲むようにしたほうがいいでしょう。

繰り返しになりますが、水道水をそのまま飲むのはお勧めできません。一日一～一・五リットルの良い水を摂取することが健康維持の原則ですから、外出時にペットボトルのミネラルウォーターを適宜飲むようにすることなど、日常の中で様々な工夫をして、つねに体液の入れ替えを心がけることです。冷えたままでは腸にダメージが与えられるので、できれば常温の状態で軟水（日本の水）を中心に飲むようにし、根本的な対策としては家庭に良質の浄水器を取り付け、調理の際の煮炊きも含め、日常的に良い水を使うようにするということです。「水を飲むだけで体調が良くなるはずはない」と思っている人も、できる範囲で、ぜひ実践してみてください。ふだん飲んでいるお茶やコーヒー、清涼飲料水などのたぐいを良い水に切り替えるだけでも日々のコンディショニングは大きく違ってくるはずです。

V

胃相・腸相はこの食べ物で決まる

私たちの体を作っているのは、私たちが日頃食べている食物です。私たちの命を支え、活動させているエネルギーの源も食物です。アメリカには“You are what you eat.”、すなわち「あなたが食べているものがあなた自身を作っている」といった意味のことわざがあります。要するに、私たちの健康は食べ物で決まるのです。食べ物の質や量や種類によるバランスに問題があると、健康は崩れ、病気になります。この単純な真実は、あまりに単純なためにしばしばなおざりにされてしまいがちですが、健康を考える際はこの原点に立ち返ってみる必要があります。

食べ物は体に入るとどんな働きをするのか、この章では栄養素の面から考察していきましょう。私たちが健康に生きていくためには、大きく分類して、炭水化物、蛋白質、脂肪、ビタミン、ミネラル、食物繊維、ファイトケミカルの七つの栄養素が必要です。これら七つの栄養素についてそれぞれの働きをたどってみることにします。

炭水化物は大切なエネルギー源

❖良質な炭水化物を摂る

炭水化物は消化・吸収が一番良く、効率よく体のエネルギー源になります。良質の炭水化物はでんぷん質（糖質）のほかに、食物繊維、ビタミン、ミネラル類もたくさん含み、体の細胞の働きも活発にして、血行をよくし、体にたまった老廃物や毒素を速やかに排出させる働きをしてくれます。

良質の炭水化物は十分に消化吸収され、体のエネルギー源として使われたあとは、最終産物として水と炭酸ガスができます。蛋白質や脂肪の燃えたあとのような種々の毒素や老廃物は出しません。ですから炭水化物は血液を汚さず、体も消化・吸収のためのエネルギーをあまり使う必要がないので、スポーツ選手、特に持久力が求められるマラソン選手などは、良質の複合炭水化物といわれる穀物、副穀物、野菜類、海草類、果物類を多く食べて体調を整え、体力をつけます。

炭水化物を多く含む食品類には、穀類、副穀類のほかに豆類、いも類、それに砂糖、ハチミツ、果糖といった糖類などがあります。このなかでも、精製されていない米（玄米）、玄麦、そば、ひえ、あわ、きび、とうもろこし、アマランサスや、これらを原料にした黒いパン、黒い日本そば粉（十割そば）などに良質な炭水化物が含まれています。これに対して、精米してまっ白になった白米や白砂糖などは、あとでお話しする大切な栄養素であるビタミン、ミネラル、食物繊維などを失った、いわば生命を失ったカスのようなものですから、良質な炭水化物とはいえません。

もちろん、いくら良質の炭水化物でも食べ過ぎるのはよくありません。炭水化物＝糖質は、多くとり過ぎると脂肪として筋肉の中や肝臓に蓄えられ、肥満体型を作り出します。ガン細胞でさえ、その発育に炭水化物から得られるエネルギーを使っているといわれます。ガン細胞というのは活発で若い細胞ですから、発育は旺盛で、カロリーの制限をすると正常な細胞よりもガン細胞のほうが早く弱ってしまう。統計上、やせている人より肥満の人に肺ガン、大腸ガン、肝臓・膀胱《ぼうこう》・胆嚢《たんのう》などのガン、また女性では子宮体ガンや乳ガンが多いという研究報告もあります。良い炭水化物の摂取もあくまで腹七分目、腹八分目までということを心がけてください。

❖未精製穀物は微量栄養素が豊富

自然のままの、モミをとっただけで精製されていないお米（玄米）、副穀物、野菜類、海草類の中には、多くのビタミン、ミネラルが含まれており、これらの微量栄養素の中でも科学的に究明されていない数限りない協調関係が営まれていると思われます。しかも、それらはバランスよく十分に含まれていて、水とともに私たちの体内に含まれた分解産物などの毒素、老廃物の燃焼、分解、排泄などの処理のほかに、各細胞の種々な協調作用を円滑にするという優れた効果を発揮しているわけです。

ガンをはじめとする現代文明病、すなわち心臓病、脳梗塞、心筋梗塞、糖尿病、痛風などの特徴は、動物食の多食のほかに、精製された炭水化物の過剰摂取による病気であり、ビタミン、ミネラル、酵素などの微量栄養素の欠乏症からくるものとも考えられている点にあるのです。

このように、私たちの食べる食物に「生命」があるかどうかが、それを食べる人の生命や健康を大いに左右するということがおわかりでしょう。すなわち価値のあるのは食べ物の栄養素ではなく、食べ物の生命であるともいえます。私たち日本人の主食は大昔からお米です。玄米には胚芽やぬかがついており、ビタミンB_1、B_2、B_6、B_{12}、E、パントテン酸、葉酸、各種ミネラル、必須アミノ酸、必須脂肪酸、それにセルロース、ヘミセルロースなどの食物繊維などが含まれています。この玄米を精白し、白米にすると、酵素や前述のビタミンB群をはじめ、多くの大事な栄養素が取り去られてしまいます。また、白米はほとんどがでんぷん質なので、食べ過ぎると、中性脂肪過剰・肥満や糖尿病などを招くおそれがあります。

炭水化物は消化管内で分解されてぶどう糖となり、血液中に吸収されると、門脈を通って肝臓に送られ、グリコーゲンとして蓄えられます。それから必要に応じて再びぶどう糖となって血液中に入り、血糖値、糖濃度を一定の値に維持するわけです。

炭水化物を摂ることによって、血糖値が上がり、それがすい臓を刺激してインスリンを分泌させます。インスリンは体中の細胞の細胞膜に働きかけて、血液の中の糖を細胞内に取り入れるのを促す作用を持つホルモンです。

このインスリンの働きによって血液中の糖は細胞内に取り入れられ、エネルギーを発生させたり、脂肪に変えられたりするわけです。精製した炭水化物（白米、白パンなど）を主食にしていると血中の糖分濃度（血糖値）が一気に上昇するため、こうした体の自然なエネルギー変換がうまくいかず、やがてインスリンの分泌が追いつかなくなります。この結果、体全体の細胞はエネルギーが不足して活力が衰え、高血糖状態が慢性化し、心身がともに不安定な状態になってしまい、放置していると網膜症や腎症、神経障害などの合併症が現れるようになります。これがいわゆる糖尿病です。

❖玄米の酵素や繊維には毒素の排泄効果もある

炭水化物の話題に関連して、ここで残留農薬の問題について誤解を解いておきたいと思います。一般的に玄米のぬかには残留農薬が多いという指摘がありますが、もともとぬかや胚芽には豊富な食物繊維が含まれているため、現代人に多い便秘症を改善し、大腸内の毒素の排泄をすみやかにうながす働きがあります。玄米ごはんの生きた栄養素やこうしたデトックス効果を総合的に考えれば、「残留農薬が心配だから」という理由だけで玄米を食べないのは非常にもったいない話です。残留農薬が心配なら、有機栽培で無農薬の玄米も容易に購入できます。

私自身の経験からいっても、玄米ごはん、少なくとも胚芽米（三分づき米）を主食として半年〜一年食べ続けると胃相・腸相が別人のようにきれいになります。先ほども述べたように、食物繊維素がたくさん含まれているので便秘の解消に役立つほか、肩こり、腰痛、神経痛、肝臓・腎臓系の疾患、種々のガンや動脈硬化などの改善にも効果が期待できます。

つまり、未精製の穀類、副穀類などを主食とした食生活は胃腸の働きを良くし、大腸や体の毒素の排泄としての便通を整えてくれるため、細胞の新陳代謝、増血作用を高め、血管の柔軟性を保ち、基礎体力を増すのです。

蛋白質は生命の源をつくる…しかし食べすぎは危険

❖必須アミノ酸の働き

人間の体は四〇～六〇兆個の様々な細胞からできています。これらの細胞の主成分が蛋白質で、生命活動に欠かせないホルモンや酵素の成分でもあります。蛋白質は二十数種類のアミノ酸がいろいろな形で結合して作られていますが、九種類の必須アミノ酸のほかはほとんど体内で合成できます。逆に必須アミノ酸は体内で合成することができないので、食物から取り入れられなければなりません。

この九種類の必須アミノ酸とは、リジン、メチオニン、トリプトファン、バリン、スレオニン、ロイシン、イソロイシン、フェニルアラニン、ヒスチジンを指します。これらを含めた複数のアミノ酸から合成された蛋白質は、体内に取り込まれるとアミノ酸に分解され、血液をつたって全身の細胞に届けられることで蛋白質に再合成され、体の組織・器官の原料となります。体の組織・器官はつねに新陳代謝されているため、食べ物から蛋白質を補充し、生命を維持する必要があるわけです。

❖大豆を食べる人たちに長寿者が多い

食品に含まれる蛋白質は、植物性蛋白質と動物性蛋白質に分けることができます。植物性の蛋白質を含む食品には、大豆、豆腐、納豆、豆乳などの大豆製品や、あずきなどの他の豆類、落花生、ごまや木の実などがあります。また、動物性蛋白質を含む食品は、肉類、鳥類のほか魚介類、卵、牛乳、乳製品などです。

後者の動物性蛋白質には必須アミノ酸がそろって含まれていますが、植物性の蛋白質については、米や小麦の蛋白質にリジンやトリプトファンが十分に入っていないため、その不足分は別な食品で補充するようにしなければなりません。ただ、こうしたアミノ酸組成という点だけで蛋白質の種類の優劣をつけることは正しいとはいえません。後述するように、摂取した蛋白質が腸内でどう消化吸収されるかが非常に重要になってくるからです。その点で見た場合、植物性蛋白質のほうが腸の負担が少なく、栄養素としては効率よく活用できる側面があるのです。

また、植物性の蛋白質の中でも、大豆の蛋白質は昔から「畑の肉」といわれ、必須アミノ酸の量もほとんど動物性蛋白質に近いものがあるため、大豆を食べる人たちに長寿者が多いといわれてきました。伝統的な食事の中から、こうした穀類と豆類の組み合わせの妙を学ぶことで、体にとってより無理のない、自然な栄養補給が可能になってくることを理解すべきでしょう。

❖蛋白質の過剰摂取は寿命を縮める

蛋白質は、生命活動の土台である細胞の主成分なので、体内で不足してしまうと新陳代謝に支障が生じ、発育が遅れたり、病気に対する免疫力、抵抗力が弱ったり、貧血を起こしたり、疲れやすくなったりします。

こうした点から体全体の健康維持に欠かせない大切な栄養素といえるわけですが、だからといって摂りすぎてしまえば、脂肪となって体内に溜まり、肥満になるばかりでなく、肝臓や腎臓がたえず蛋白分解産物である様々な毒素の解毒・排泄をしなければならなくなります。もちろん、消化器官である胃や腸の負担も大きくなります。かえって健康状態を損ねてしまう結果になりかねません。

動物性の蛋白質を多く摂ると、尿素、尿酸、焦性ぶどう酸、プトマインなどのいろいろな酸によって血液が酸性に傾きやすくなります。人間の体は、血液を含む体液が弱アルカリ性のときが最も良い状態であることをふまえると、多量の動物食、特に肉食は健康のためにも良いといえないことがわかります。

また、蛋白質は窒素を含む化学物質であるアミノ酸の連結でできていますが、窒素を過剰にとった場合、その処理のために腎臓に相当な負担をかけることになります。過剰の窒素が尿として体内から排出されるときに、骨とか歯を作るのに必要なカルシウム、マグネシウムをはじめ他のミネラルやビタミンも一緒に洗い流されてしまいます。蛋白質の過剰摂取は早死の原因になり、ガンや心臓病、肥満、骨粗鬆症、腎臓病などの生活習慣病につながってくるともいえます。

脂肪の摂り方は食品を選んで…植物油でも摂りすぎは危険

❖植物性脂肪と動物性脂肪

脂肪は一グラム当たり九キロカロリーと、炭水化物、蛋白質の四キロカロリーと比べて二倍以上ものエネルギーを持っています。したがって、過剰摂取すると肥満はもちろん、心臓病や高血圧、膵臓炎《すいぞう》などの原因ともなります。

脂肪は食品によって、動物性脂肪と植物性脂肪に分けられます。前者はバター、ラード、ファット（あぶら肉）、魚油など、後者にはオリーブ油、大豆油、コーン油、ごま油、なたね油、紅花油、亜麻仁油などがあります。

脂肪を構成する脂肪酸には、主に飽和脂肪酸と不飽和脂肪酸があります。飽和脂肪酸は動物性の脂肪（特に肉類）に多く含まれ、ステアリン酸、パルミチン酸などがあります。また、不飽和脂肪酸は植物の油や魚の脂に多く含まれ、リノール酸、α‐リノレン酸、オレイン酸、アラキドン酸などがあります。魚の脂に含まれるＥＰＡ（エイコサペンタエン酸）やＤＨＡ（ドコサヘキサエン酸）も不飽和脂肪酸の仲間に加えられます。

❖必須脂肪酸をいかに摂るか

不飽和脂肪酸の中には、α‐リノレン酸やＥＰＡ、ＤＨＡのように、体内で合成することができない必須脂肪酸が数多くあり、これらは食べ物からつねに摂取しなければなりません。脂肪は細胞膜を構成する物質の一つでもあるため、これが不足すると血液からの栄養輸送や細胞内の老廃物の排出などがスムーズに進まなくなり、発育障害や代謝障害などを起こすといわれています。せっかく良質の栄養を補給しても必須脂肪酸が不足していると、その栄養素をエネルギーや体の材料として十分に活かすことができないのです。

ちなみに、先ほど述べたように動物性脂肪に多く含まれる飽和脂肪酸は必須脂肪酸ではなく、体内でも合成できるため、極端にいえば食べる必要がありません。現代人はこの食べる必要がない動物性脂肪を多量に摂り、体にとって本当に必要な必須脂肪酸、つまり植物や魚の油（脂）が不足してしまっているのです。さらにいえば、同じ植物の油でも、リノール酸系の植物油ばかりが過剰摂取され、α‐リノレン酸やＥＰＡ、ＤＨＡは不足の傾向にあります。油の摂取の仕方が非常にアンバランスで、その点でも体の代謝がアンバランスになりやすいのです。

❖植物油礼讃は間違い

たとえば、「バターなど動物性脂肪の摂りすぎは生活習慣病の原因となる。むしろ植物性の油のほうが健康に良い」……このような油に関する考え方は、現代人にとって、すでに常識になっているでしょう。

植物油が健康に良いという根拠は、コーン油やサフラワー油など植物油に多く含まれるリノール酸が血液中のコレステロール値を下げる効果があるということからきていますが、近年、そのリノール酸崇拝にも待ったがかけられました。リノール酸は確かにコレステロール値を下げるので、脳梗塞や心筋梗塞をひきおこす原因を取り除いてくれるという点では善玉といえますが、その一方で血小板を凝集させ、血液を固まりやすくする性質があることもわかってきたからです。固まりやすくなった血液は血栓をつくる原因にもなるため、これまでの常識が一八〇度ひっくり返り、リノール酸の過剰摂取の危険性が叫ばれるようになってきたのです。このほかにもアレルギー反応を高めるとか、ガンの発生と転移を促進するとか、従来の「植物油信者」にはゾッとするような事実が次々と明らかになってきています。

❖マーガリンにはトランス脂肪酸の問題も

もちろん、リノール酸が体内では作られない必須脂肪酸であることに変わりはありません。適度な摂取が必要なことはいうまでもありませんが、現代人はリノール酸を多く含んだ植物油（大豆油、コーン油、ごま油、なたね油、紅花油など、皆さんが日常的に調理に使っている油の多くが該当します）をあまりに使いすぎています。油炒めはもちろんのこと、あなたは週にどれだけ揚げ物を口にしていますか？　家庭で気をつけていても、外食をすれば天ぷらや豚カツなどを食べる機会も少なくないでしょう。

また、パンにつけるマーガリンや、菓子類などに使われているショートニングもリノール酸系の植物油です。しかも、これらの油は加工の過程で水素を添加し人工的に固めてしまっているため、自然界に存在しないトランス脂肪酸が多量に生じてしまいます。「マーガリンはバターよりもヘルシー」といまだにいわれていますが、これはとんでもないことです。怖い話ですが、ファーストフードやスナック菓子ばかり食べるということは、リノール酸とトランス脂肪酸の過剰摂取というダブルのリスクを背負うことになるのです。

❖必須脂肪酸をいかに摂るか

では、こうした植物油のリスクをどう回避したらよいでしょう。

まずはリノール酸を含んだ植物油の摂取を減らすことが一番です。具体的にいえば、少なくとも家庭では揚げ物は作るのをやめ、炒め物もなるべく少量の油を用いるようにする。そして、その代わりに野菜を生で食べたり、蒸したりゆでたりしていただく機会を積極的に増やすといいでしょう。

炒め物に関しては、リノール酸系の植物油の代わりに酸化しにくいオレイン酸を多く含んだオリーブ油を少量使用することをお勧めします。オリーブ油に含まれるオレイン酸は必須脂肪酸ではありませんが、過剰な悪玉コレステロール（ＬＤＬ）を正常値に安定させる働きが知られています。イタリアなど地中海側に暮らすヨーロッパ人に比較的健康な人が多いのは、バターの代わりにオリーブオイルを上手に活用する習慣があるからでしょう。酸化の害を最小限に抑えるため、加工の際に熱処理を一切加えていないエクストラバージンタイプのものを選ぶようにしてください。

また、不足しがちな必須脂肪酸であるα-リノレン酸は、あまりなじみのない亜麻仁油やシソ油、エゴマ油などの植物油に多く含まれます。これらの油はα-リノレン酸の宝庫ですが、とても酸化しやすいため、加熱調理には用いずに生のままサラダのドレッシングに用いたり、スプーンに一杯程度をそのままなめたりして毎日積極的にいただくといいでしょう。酸化を防ぐためには、遮光瓶に入った良質のものを選ぶこと、開封したら早めに使い切ることも大事です。

このほか肉よりも魚を、できれば生に近い状態で摂るようにすれば必須脂肪酸であるEPAとDHAがたっぷりと摂取できます。特にイワシやサバ、アジなどの青魚はこれらの必須脂肪酸の宝庫です。肉食をほとんどせず、新鮮な青魚を日常的にしっかり摂っていたかつての日本人は、油の摂り方が非常に上手であったことがわかるでしょう。なお、EPAやDHAは、α-リノレン酸を摂取すると体内で合成することもできます。魚がなかなか食べられないという人は、前出のα‐リノレン酸系の植物油を意識して摂る習慣をつけると必須脂肪酸のバランスが取りやすくなるはずです。

❖オメガ3系と6系のバランスが大事

ここまで見てきたように、油（脂）の働きは種類によって異なり、分類の仕方もかなり複雑です。読者の皆さんの便宜も考え、わかりやすく整理してみましょう。

まず、油（脂）は飽和脂肪酸と不飽和脂肪酸に分けられます。飽和脂肪酸は主に肉の脂です。これに対し、不飽和脂肪酸は植物油と魚の脂と考えてください。このうち体内で合成できない、つまり食事で摂取する必要がある必須脂肪酸は、後者の不飽和脂肪酸に多く含まれています。

不飽和脂肪酸は、油の種類によってα‐リノレン酸系、リノール酸系、オレイン酸系に大きく分けることができます。これらの油は、オメガ3系、オメガ6系、オメガ9系とも呼ばれていますが、必須脂肪酸であるのはオメガ3系（α‐リノレン酸）とオメガ6系（リノール酸）です。この二つの系列の油はバランス良く摂取することが大事であるわけですが、現代人はオメガ6系ばかりを過剰摂取している傾向にあります。そこで、オメガ6系を減らして、オメガ3系を増やすことが必要になってくるのです。魚の油であるEPAとDHAは、後者のオメガ3系に分類される必須脂肪酸ですから、「肉を減らして、その分魚をたくさん食べる」「リノール酸系の植物油は極力調理に使わず、亜麻仁油やシソ油、エゴマ油を生のまま多めに摂る」……これが一番お勧めしたい油（脂）の摂取法ということになるわけです。

❖トランス脂肪酸はなぜ危険なのか

最後に、前述したトランス脂肪酸の問題についても補足しておきましょう。

まず理解していただきたいのが、脂肪の性質です。脂肪は複数の炭素が結合することで成り立っていますが、不飽和脂肪酸の場合、この結合のところどころにすき間があり、それゆえに固まらず、サラサラとした液体の状態で存在しています。このすき間がなく炭素どうしがきっちり結合しているのが飽和脂肪酸です。こちらは、動物脂を見ればわかるように常温の状態では固形化しています。バターやラードが固まった状態で売られているのは、飽和脂肪酸＝動物性脂肪であるからです。

ここまで飽和脂肪酸の摂りすぎに注意をうながし、不飽和脂肪酸の摂取バランスが大事であると説いてきましたが、広い意味ではどちらも自然界に存在する油（脂）であり、それを食事からどう摂取すべきかは別にして、私たちの体を構成している材料であることは間違いありません。これに対してトランス脂肪酸は、自然界には存在しない人口の油であると述べました。摂取すべきかどうかを問う以前に、できれば摂取したくない、すべきでない「危険な油」なのです。

なぜ、こうしたことがいえるのか？　先ほどの不飽和脂肪酸の炭素結合についてふれた箇所を思い出してください。不飽和脂肪酸は炭素結合のところどころにすき間があるため液体状をしていると述べましたが、このすき間を人工的に埋めてしまったらどうなるか？本来液状であるはずの植物油が動物脂のように固形化してしまうことになります。じつはこれがマーガリンやショートニングなのです。具体的には、炭素結合のすき間に水素を添加することで固形化させるのです。

たとえば、私たちの細胞を覆っている細胞膜の原料が脂肪であるということも先ほど述べましたが、正確にいえば、飽和脂肪酸と不飽和脂肪酸が複合的に配置されることで柔軟さのバランスが取られています。ここに自然界に存在しないトランス型の脂肪酸という異物が入ってきたら、私たちの体を構成する細胞の機能そのものに支障が生じてしまうことは容易に想像できます。

実際、トランス脂肪酸の過剰摂取によって心疾患のリスクが高まり、悪玉コレステロール（ＬＤＬ）が増加することが、ＷＨＯ（世界保健機関）のリポートなどで公表されています。日本では十分な報道がなされていないため知らない人が多いようですが、アメリカをはじめ、トランス脂肪酸の使用を禁止ないし制限している国も増えてきています。トランス脂肪酸はマーガリンやショートニングのほか、植物油を高温加熱した際にも発生するといわれています。私たちはいま、「動物脂よりも植物油のほうがヘルシー」という安易なとらえ方をいったん白紙にし、油（脂）の使用について根本的に見直す時期に来ているといえるのです。

食物繊維――腸相改善の栄養素

❖バーキット博士の研究――アフリカ先住民の食生活

一九七三年、イギリスのドクター・バーキットが、アフリカの先住民は大腸ガン、糖尿病、心筋梗塞などの生活習慣病が非常に少ないということに着目し、彼らが健康的であるのは食物繊維を多量に摂っているからだという見解を発表してから、食物繊維の重要性が脚光を浴びるようになりました。

それまでの栄養学で注目されていなかったのは、摂取しても消化酵素では分解できない、つまり体内に吸収されない成分であるため、体には不要なカスのようなものだと見なされていたからです。実際、吸収されずに排泄されてしまうわけですから、厳密には栄養素として扱うのはおかしいのですが、これから述べるように消化吸収される栄養素に勝るとも劣らない重要な働きをすることが判明しています。要するに、栄養素を入れるだけでなく、不要物を出すことも、健康的な生活を営んでいくうえでとても大事なことなのです。食物繊維が注目されることで「出すこと」（近年では、排泄、排毒という意味を持つ「デトックス」という言葉が使われています）の重要性が認識されるようになったことはとてもよい傾向といえるでしょう。

こうした食物繊維は、その性質によって水溶性と不溶性に大きく分けられます。このうちの水溶性食物繊維は、文字通り、水分に溶けて膨張するとともに粘性を増します。したがって食物が胃に滞留する時間を長くし、小腸での栄養分の吸収をおだやかにするため、血糖値が急に上がるのを抑え、糖尿病の治癒に良い影響を与えます。ペクチン、アルギン酸、コンニャクマンナン、コラーゲンなどが、水溶性植物繊維の仲間にあたると考えればいいでしょう。

一方、不溶性食物繊維は水分を吸収し、大便のかさを増すので、腸壁を刺激して便通を促進させる効果があります。したがって、間接的に発ガン物質や毒性物質の吸収を妨げ、すみやかに体外に排出します。この種類には、不溶性ペクチン、セルロース、ヘミセルロース、リグニンなどがあります。

日本では、過去四〇～五〇年にわたり、いわゆる欧米型の食事が一般に普及していくことで、ガンや糖尿病、心臓病、高血圧症、高脂血症などの生活習慣病（メタボリックシンドローム）、肥満や便秘などが増えてきました。これは動物性蛋白質や脂肪の摂りすぎが第一原因として挙げられますが、日本人が古くから好んで食べてきた穀物、副穀物、野菜類や海草類などの摂取が減り、逆に精製された食品や加工食品の摂取が増えたことで、食物繊維の摂取量が不足してきたことも要因の一つであると考えられています。

❖便通をよくすることで、ガンや生活習慣病予防する

ここまで解説してきたように、食物繊維の効果は胃・腸の流れを良くすること、便通を良くし便秘を解消・予防することです。

便は食生活と密接に関係しています。精製された白米のごはんやパン、麺類ばかり食べていると、便の元になるカスが少なくなり、便そのものも少ししか作られなくなります。「便が少ないのは効率よく体の栄養として使われているのだからいいじゃないか」と思う人がいるかもしれませんが、実際はそうではありません。便は体内で作られたり解毒されたりした有害物や有毒物を、体外に大量に排出する重要な働きをするのです。腸の働きを

整え、大腸ガン、乳ガン、前立腺ガン、子宮ガン、卵巣ガン、肺ガンなどの予防や、皮膚をきれいに保つことにも役立っています。

また、食物繊維の特異な効果としては、消化管内でコレステロール、脂肪、胆汁酸、糖類、ミネラル、蛋白質、ビタミンなどの吸収を一部妨害することも知られています。これらの働きは、肥満はもちろんのこと、血液中のコレステロールの量を正常に保ち、動脈硬化を予防することにも役立ちます。ほかにも、高脂血症、糖尿病、高血圧、コレステロールによる胆石症や狭心症、心筋梗塞などの心臓病などを予防することになります。このほかにも、腸内でビフィズス菌などの有益菌を増し、過剰な動物性蛋白・脂肪食によって増えた有害な腸内細菌の発生を抑えたりする働きもあります。

食物繊維は数多くの食品に含まれていますが、特に多いのは植物性食品の中の野菜、果物、豆類、精製されていない穀物、副穀物、きのこ類、そして海草類などです。なかでも海草類の乾燥された重量の五〇～六〇％は食物繊維で、特にヒジキやワカメ、コンブにはガンをはじめ様々な病気の回復を促す働きがあることが知られています。言いかえれば、食物繊維の不足が病気を引き起こしやすくしているのです。ここまで挙げた便秘や肥満、ガン、糖尿病などのほか、脂肪肝、大腸憩室症、動脈硬化、胆石症、高血圧、老化現象なども食物繊維の不足によって引き起こされやすくなります。これだけを見ても、食物繊維がいかに私たちの健康に役立つか理解できるでしょう。そのため現在では、炭水化物、蛋白質、脂質、ビタミン、ミネラルに次ぐ第六番目の栄養素として、食物繊維が重要視されてきているのです。

❖食物繊維は海草類が一番

では、食物繊維の多い食品には、どんなものがあるかを見てみましょう（※すべて100gあたりの含有量）。

寒天・・・・・・・・74g
コンブ・・・・・・・24〜36g
ノリ・・・・・・・・21〜31g
ヒジキ・・・・・・・43g
ワカメ・・・・・・・35g

干しシイタケ・・・41g

このように、海草類やきのこ類が高い数値を示していることがわかるでしょう。このほかにも切り干し大根（20g）や大豆・大豆製品（おから、納豆）、果物や野菜類も食物繊維の含有量が高い数値を示しています。

ただ、高繊維食がいいからといって、急に従来の食生活を変えてしまうと腹部からガスの排出が多くなることがあります。これは大量の高繊維食によって、胃腸内での食物の通過時間が短くなり、大腸に到達するまでの間に消化されない炭水化物や蛋白質の量が増えるのが原因です。不消化によって通過した炭水化物や蛋白質の残存によって、腸内細菌のバランスが変化し、その作用によってガスが発生するわけですが、食物繊維の増加によって有用な腸内細菌（善玉菌）が増加するため、二～三か月後には腹部膨満感も多量のガス排出もなくなってくるでしょう。

❖食物繊維を多く摂る食習慣をつけることが大事

また、いくら高繊維食が良いからといって、粉末や錠剤、液体などで売り出されているサプリメント（栄養補助剤）を過剰に摂取するのは問題です。いろいろな栄養素の吸収が阻害され、かえって体調不良や病気になったりすることがあるので注意しなければなりません。右に挙げた海草類、きのこ類、未精製の穀物、豆類、野菜類、根菜類など、自然の食べ物の中から十分な食物繊維を摂取するほうが賢明でしょう。

本書で述べている食事法に従って、すべての食事の八五％～九〇％を食物繊維の多い植物性食品（そのうち五〇～五五％が未精製の穀物、副穀物、豆類、三〇～三五％くらいが野菜、根菜類、きのこ類、海草類、山菜類、果物類）から摂り、食物繊維を含まない動物性食品を残りの一〇～一五％程度に抑えることが腸の健康を保ち、体調不良や病気を予防・改善していくうえで望ましいといえます。もしサプリメントを摂取するならば、食物繊維豊富な植物食を中心にしたこれらの食生活をしっかり実践したうえで、あくまで補助的に試してみる形がいいでしょう。

微量栄養素のミラクル・パワー

❖微量でも重要な働き

微量栄養素というとピンと来ないかもしれませんが、英語では「マイクロ・ニュートリエント」（Micro Nutrient）と表記し、ビタミン、ミネラル、ファイトケミカルなどの成分の総称になります。

もちろん、「マイクロ」（微量の）といっても重要でないということではなく、それはあくまでも量の問題です。炭水化物、蛋白質、脂肪などよりもずっと少ない量であっても、我々の体に必要不可欠な栄養素であることに変わりはありません。私たちが日々の健康を保ち、精神的・感情的にも安定した状態を維持するうえできわめて重要な働きをすることがわかっているからです。

しかも、これらの微量栄養素は、個人差はありますが一日に体が必要とする量はある程度決まっており、その必要最低限の量が摂取できないと体の諸機能が低下し、体調不良や病気にかかるリスクが高まってしまいます。日頃から食生活に注意し、なるべく栄養価が高く、自然な食材を摂取しているという人でも、微量栄養素に関しては十分に摂れていないというケースは十分にありえます。理由はこれから述べていきますが、「栄養補給に気を配っていても微量栄養素は慢性的に不足している可能性がある」というのが、多くの人にとっての現実です。この点をつねに念頭に置き、栄養補給に関する私のアドバイスを参考にするといいでしょう。

❖微量栄養素はバランス良く摂取することが大事

最近の様々な研究によって、適度な栄養補給を心がけていればガンや生活習慣病をはじめとする多くの慢性疾患が改善され、治癒することがわかってきました。ここで紹介するビタミンやミネラルなどの微量栄養素を正しく摂取することで、病気にかかりにくい体質に改善でき、老化防止もうながすことができるのです。

また、病気にかかることがあったとしても、あまり長引かず、症状がとてもスムーズに治癒に向かっていくでしょう。薬に安易に頼ってしまう前に、栄養補給の効果的な方法をマスターするほうが病気ははるかに治癒しやすいものなのです。

　では、こうした微量栄養素をどのように摂取していけばいいでしょう？　ここでまず確認しておきたいことは、私たちの体は様々な栄養素が互いに関連し助け合い、有機的に作用することによって正常な状態を保っているということです。ビタミンやミネラルの中から二〜三の特別な栄養素を摂りさえすれば健康が保てたり、老化のプロセスを伸ばせたりするというようなことは起こり得ません。一つ一つは微量であっても、満遍なく、バランス良く摂ることが何よりも必要なのです。

　こうした点をふまえ、まず心がけてほしいのは、きわめてシンプルなことではありますが「毎日同じものばかり食べないようにする」ということです。いくら栄養価が高い食材であっても、特定の食品だけで健康を維持するのは容易なことではありません。たとえば、決められた食べ物だけを一定期間食べるダイエット法などがあるようですが、こうした方法で体重を落とすことができたとしても体はおそらく栄養欠乏に陥っているはずで、ダイエットが「成功」する頃には、健康レベルは大きく低下してしまっていることでしょう。

健康的にイキイキと生きてゆくためには、特定の栄養素に頼らず、食材に含まれる様々な栄養素をバランス良く摂ることが理想です。必要な栄養素の大部分が十分摂取できていても、不足する成分が一つでも二つでもあれば、体全体の働きが正常に機能しなくなり、たとえ長生きしてもどこか体調の悪い、半病人のような状態になってしまいます。毎日の食事に留意しつつ、大まかな傾向としていまの自分に不足しそうな栄養素は何かを把握し、良質のサプリメントなどで適宜補いながら栄養補給のアンバランスを整えていくことが求められるのです。

❖ビタミンとミネラルは一緒に働く

微量栄養素のうちのビタミンは有機物、ミネラルは無機物という違いはありますが、この二つの必須栄養素は関連しあい、相補的に働きます。たとえば、ビタミンDはカルシウムの吸収をよくする、ビタミンCは鉄の吸収をよくする、鉄はビタミンB群の代謝をスムーズにする、銅はビタミンCの活性を助ける、マグネシウムはビタミンCの代謝に必要であり、リンはニコチン酸の吸収に必要、また硫黄はビタミンB群とともに代謝などに関与

していると いう具合です。このような相互関係は相当奥深く、私たちの知識はほんのごく一部に過ぎないと思います。

ビタミンは、一つの食品に数種類ずつ含まれているため、基本には様々な食品を複合的に摂取することが望ましいといえます。多種の食品から各種のビタミンを満遍なく摂取することにより、個々のビタミン、あるいはビタミンとミネラルの相乗作用が期待できるからです。繰り返しますが、特定の栄養素ばかりを摂ればいいというわけではありません。サプリメントには、ビタミンCのように化学的に生成されたものも数多くありますが、食品に含まれる一栄養素であるビタミンCとこうした化学合成された単一のビタミンCが、まったく同じ働きをする保証はありません。栄養素はその栄養素が含まれる食品の中の他の栄養素との複合的な関係の中で、私たちの体にとってプラスの働きをしてくれるものなのです。

❖サプリメントの賢い摂取法

もしサプリメントを摂るのなら、化学合成されたものは避け、個々の食品から加工したナチュラルな製品を選ぶといいでしょう。現代人がビタミン・ミネラル欠乏症であるのは確かなので、良質なサプリメントの摂取自体は必要なことです。どのような原料を使い、どのような工程で製造されたものなのか、製造元は信頼できるメーカーなのか、しっかりと調べて、自分の納得するものを選ぶ必要があります。ここでは具体的な商品名までは書きませんが、薬局やコンビニエンスストアなどで安売りされているサプリメントに良質なものはまずありません。多少割高であっても品質のしっかりしたものを選び、少量でもいいので毎日摂るようにしてください。

また、特定の栄養素（たとえばカルシウムだけ、ビタミンCだけ、鉄分だけ）といった摂り方ではなく、マルチビタミン、マルチミネラルを中心に、自分の体調や予算に応じて各種の微量栄養素が満遍なく摂れるように工夫すべきでしょう。サプリメントは薬ではないので持病や体調不良が即座に解消されるわけではありませんが、体内の栄養不足が徐々に改善されていくため、一〜三か月単位で体調が底上げされていくのが感じられるはずです。それは病気の予防にもつながるもので、良質なサプリメントを薬代わりに用いることができれば、それまで支払っていた医療費が大幅に軽減され、結果的に無駄な経費の節約にもつながっていきます。

愚かなのは医者が勧める薬を何の疑いもなく、いわれるままに飲み続けることです。医者は患者のすべてを把握しているわけではありません。自分で自分の健康管理をする意識を持ち、体の声を聴く習慣をつけていかなければ、薬に依存した現代医療の弊害から脱却することはできません。食事を改善し、良質のサプリメントでその不足が補う人が増えてくれば、いまの医療のあり方も大きく変わっていくのです。

❖栄養補給をめぐる環境は悪化の一途

一般的には三〇代を越えたあたりから、誰もが健康に多少の不安を持つようになります。この不安はもっと健康になりたいという願望の裏返しでもありますが、残念ながら健康的な生活を送るための環境は悪化の一途をたどっているのが現状でしょう。

たとえば、私たちの日常生活には精製加工され栄養価・生命力を失った食品が山のようにあふれています。インスタント食品やレトルト食品、白砂糖やショートニング・精製小麦を使った菓子類、ケーキ、パン、ソフトドリンク、様々な種類のアルコール飲料等々、必須栄養素の含有量がほとんど無に等しいような食品がどれも人気があり、よく販売されています。

また本来ならば、ビタミン・ミネラルをたっぷり含んでいるはずの食べ物も、その含有量が著しく低下してしまっていることがわかっています。農薬や化学肥料に依存した土壌で作られた野菜や果物は、五〇年前に比べると五〜一〇分の一程度にビタミン・ミネラルの含有量が低下してしまっています。栄養補給しているつもりでも実際には栄養不足に陥ってしまっている、豊かな生活を享受しているはずなのに肉体的には疲弊し、何ら豊かとはいえない、じつに不健康な状況下にあるのが、現代人である私たちの姿といっても過言ではないのです。

前述したように、既成の栄養学では、個々の食品の質までは問わないため、こうしたイキイキと生きるうえで最も重要な要素が軽視され、形ばかりのカロリー計算、栄養バランスの概念ばかりがまかり通っています。これでは健康レベルの低下はますます進行し、不健康長寿社会からは抜け出せないでしょう。

❖エネルギー代謝に欠かせないビタミンB群

もともとビタミンは、人類を苦しめてきた脚気の研究を通じて発見されたもので、一九一〇年に日本の鈴木梅太郎が米糠に含まれる成分を抽出し、これをオリザニンと名づけたことが最初とされます。

ただ、鈴木博士はこの発見を日本語で発表したため世界的に注目されず、一年後の一九一一年、カジミール・フンクが抽出した米糠の有効成分に名づけた「ビタミン」という呼称のほうが認知され、広まることとなりました。

現在、ビタミンA、B群、C、D……と、ビタミンが様々な種類に分類されているのは、その後の研究で働きの異なる微量成分が次々と明らかになっていったからです。ちなみに米糠に含まれ、脚気の治癒につながったビタミンはビタミンB群の仲間で、ビタミンB_1と呼ばれています。ビタミンは働きによってアルファベットの記号が異なりますが、ビタミンBに関しては良く似た働きをするものをグループ化し、ビタミンB群と呼んでいます。後述しますが、ビタミンB_1、B_2、B_3、B_6、B_{12}などの働きがよく知られています。

これらビタミンB群の主だった働きは、摂取した栄養素をエネルギーに変換する際のサポートにあると考えてください。例えば、ビタミンB_1は糖質が細胞内でエネルギーに変換される際に不可欠な成分で、興味深いことに玄米の糠などに多く含まれます。つまり、白米を食べるだけではビタミンB_1が摂取できないため、せっかく摂った糖質を十分にエネルギーに変えられないのです。そのため血液中に糖がだぶつくことになり、これが糖尿病の原因になります。

もちろん、食べたものがエネルギーに変換されにくくなるわけですから、ビタミンB_1不足は慢性的な疲労感、気力・体力の減退にもつながります。近年では、うつ病の人のビタミンB_1不足も指摘されるようになり、食事やサプリメントによるB_1の摂取をすめる医師も出てきています。江戸から明治・大正・昭和初期にかけて流行した脚気も、このビタミンB_1不足によって引き起こされるもので、いまでは白米の摂取が原因であったとされています。

ビタミンB_1は豚肉にも多く含まれますが、肉類は過剰摂取すると腸相悪化の原因になります。主食であるコメに含まれる糖質は、同じくコメに含まれるビタミンB_1でエネルギーに変えるのが自然です。栄養学の知識だけに縛られず、食べ物全体で栄養素の意味をとらえる必要があるのです。

❖ビタミンCとEで抗酸力をアップ

これに対して、ビタミンB_2は、B_3、B_6は、蛋白質や脂質をエネルギーに変換する際に必要となる成分で、こちらは肉類の内臓（レバー）などに多く含まれることがわかっています。私は肉類の摂取をあまり勧めませんが、肉類を摂るならば内臓も一緒に摂ったほうがいいということでしょう。また、ビタミンB_{12}は赤血球の合成や再生などに必要な成分として知られます。

こうして見ていけば、微量成分であるはずのビタミンB群が、主要栄養素である炭水化物、蛋白質、脂質のエネルギー変換に大きな役割を果たしていることがわかるはずです。微量だからといって軽視していると体内のエネルギー代謝が効率よく行われず、それが体調不良や病気、老化の引き金になるのです。

では、良く知られているビタミンCはどんな働きをするのでしょうか？　ビタミンCはビタミンEとともに、基本的にはフリーラジカル（活性酸素）を除去する抗酸化作用に優れた成分として知られています。ビタミンCは水溶性、ビタミンEは脂溶性と明確に役割分担されているため、体全体の健康を考えた場合、それぞれの成分をバランス良く摂取することが必要になります。細胞の老化を防ぎ、ガンの進行を抑える効果も期待できるため、ビタミンCはアセロラ、赤ピーマン、グレープフルーツ、ブロッコリー、レモンなどから、ビタミンEはアーモンドやカボチャ、アボカドなどから積極的に摂取するといいでしょう。

またビタミンAは、胃腸や鼻・のどなどの粘膜を正常に保ったり、爪・髪の毛・皮膚の健康を維持したり、暗いところでも目が見えるようにする視覚の暗反応や細菌から身を守る感染防御など多様な働きが知られています。後述するファイトケミカル（植物に含まれる活性成分）の仲間であるカロテンを摂取すると体内でビタミンAに変化するといわれ、カロテンの仲間としてはβ-カロテンが特に有名です。ニンジンやほうれん草、ピーマンやカボチャなどに多く含まれているので、こちらも普段の食事でこまめに摂取することを心がけてください。

ほかにも、骨の形成に関与し、血液凝固のために働くビタミンKも、食べ物から摂取したい大事なビタミンの仲間の一つです。ビタミンKは腸内細菌によっても作られるため、私がいう腸相をきれいにする植物性食品を中心にした食事を心がければ自然に摂取できますが、食品では納豆にも多く含まれます。野菜の摂取量が多かった日本の伝統的な食事は、このビタミンKのみならず、ビタミン全般の摂取に非常に適した内容であったことがうかがい知れるはずです。

❖多くなった潜在性のビタミン欠乏症

現代人の多くがビタミンの欠乏症であることはすでに述べた通りですが、ビタミンA、B_1、C、Dの欠乏からくる鳥目や脚気、壊血病、クル病といった病気に関しては、栄養状態が良くなった現代の食生活ではほとんど見られません。代わりに問題視されるようになったのが、ハッキリ病名のつけられない潜在的なビタミン欠乏症です。

私たちは約一五種類のビタミンを消費しながら生きていますが、その人のライフスタイル、嗜好品（特にタバコ、酒類）の摂取、ストレスの量、運動量、あるいは食べ物の量から薬物使用、生活習慣病および慢性炎症、感染性の病気の有無などにより、消費されるビタミンの量が大きく違ってきます。消費量が多いにもかかわらずその消費分を補わなければ、体に様々な支障が現れるのは当然のことです。疲労感、不眠、頭痛、胃のもたれ、肌荒れや、イライラする、風邪を引きやすい……などといった一見取り上げるほどでもない、心身の様々なアンバランスが引き起こされやすくなるのです。

このような症状に悩まされていても、医療機関では単に「自律神経失調症」といった診断がつくことが多いように思われます。血液を採ってビタミンの量を調べればどの種類が不足しているかはわかりますが、いまの日本の医者は体調不良と栄養欠乏の因果関係に着目することが少ないため、一応の診断名をつけるだけで有効な対処法が取れないのです。ビタミン欠乏症は、酒やタバコ、食事の不規則、疲労、ストレス等が重なると陥りやすくなりますから、まずはこうした生活を改めることを勧め、それと同時に食事やサプリメントで十分な栄養補給をするべきです。

現実には、こうした栄養学の知識を持った医師はほとんどいません。栄養学は栄養士が学ぶべきだという認識があるため、食べ物と健康の関係については無知なままに診療にあたっているケースも少なくないのです。ですから、皆さん一人一人が食べ物の栄養について勉強をされ、自分自身で健康管理していくことを基本にすべきです。医者に行かないで済む体調管理こそが、健康長寿、生涯現役の基本になるのです。

ミネラルは健康維持にパワーを発揮

❖生命力を強化するミネラル

ビタミンと並ぶ微量栄養素であるミネラルについても、近年、健康維持や生命力の強化、すなわち体の治癒力、抵抗力、免疫力などの向上のために非常に重要な物質であることがわかってきました。

体に必要なミネラルは、比較的大量に必要とするグループと、微量に必要とするグループとに分けることができます。前者は主要ミネラルといい、カルシウム・マグネシウム・ナトリウム・リン・カリウム・硫黄などが、後者は微量ミネラルと呼ばれ、銅・亜鉛・鉄・マンガン・クロム・セレニウム・ヨードなどが該当します。ビタミンと同様、毎日大量に摂取する必要はありませんが、不足すれば、日頃の健康を保つ上で様々な障害が出てきます。

ビタミンが主に植物性・動物性の生きた食材を摂取することで補給ができる成分であるのに対し、ミネラルは土壌、水、海水の中に大量に含まれている成分です。食物中のミネラルの含有量は、その野菜や果物がどこで採れたか、すなわちそれらの植物がどのような土壌で育ったかに影響されます。たとえば、アメリカやヨーロッパで採れたほうれん草には日本で採れたものの五～六倍のカルシウムが含まれているといわれています。土壌の質が違うからです。もちろん、同じ国の中でも地方によってミネラルの含有量は異なることが証明されています。

ただミネラルの場合、食べ物を精製してしまうとそのほとんどは失われてしまいます。また自然の状態でも、酸性雨や化学肥料の多用によって、土壌に含まれる多くのミネラルが化学的に性質を変えたり、失われたりすることが少なくありません。こうした点をふまえても、この現代の社会で種々のミネラルを十分にバランスよく摂取することがいかに難しいかがわかるでしょう。

❖微量ミネラルはバランスよく

これらの微量なミネラルは食べ物から摂取されると腸で吸収され、血液によって細胞に運ばれ、細胞膜を通って細胞内に取り入れられて利用されます。重要な点は、これらのミネラルはたえずバランスよく摂取されなければいけないことです。一、二のミネラルだけを大量に取ったりすると、ほかの重要なミネラルが体から失われてしまう結果にもなります。たとえば大量の亜鉛を摂った場合には、体から銅が失われ、また多量のカルシウムが摂られるとマグネシウムの吸収に影響を与えるといった具合です。

また他の栄養素でも、たとえば食物繊維が多量に摂取されすぎるとミネラルの体内への吸収が低下したりすることになります。それゆえに、私たちが健康に生きていくためには、たえず自然の、生命のある、バランスのとれた植物食、動物食を精製や加工をあまりしないでとるということが非常に大切なことなのです。その上でビタミンと同様、良質のサプリメントによって不足を補うようにすることが理想といえます。

ミネラルは微量であっても体内で大事な働きを担っているものが多く、数多いミネラルのどの成分を優先的に摂るべきか厳密にはいえない面があります。ここでは主だったミネラルの働きを解説するにとどめましょう。

■カルシウム■

骨や歯の主要成分で、全ミネラルの約八〇%を占めています。量に関してはミネラル＝カルシウムといっていいほど重要なポジションにある無機成分です。骨や歯以外にも微量ながら血液中や体組織にも含まれ、血液の凝固や筋肉の収縮、神経のバランスのとれた働きなどにも関与していることがわかっています。食品の中では、小魚、ひじき、ほうれん草などの緑黄色野菜、牛乳・乳製品などに多く含まれます。

■マグネシウム■

カルシウムが筋肉の収縮に働くのに対し、こちらは筋肉の興奮伝達に欠かせない成分。いわゆる水の硬度がカルシウムとマグネシウムの比率で割り出されるように、カルシウムとはつねに協調関係で働くことで知られます。カルシウム：マグネシウム＝2：1の比率で摂取することが理想とされているため、カルシウム一辺倒の牛乳をいくら摂取しても体内で吸収はできません。玄米、納豆、ゴマ、牡蠣《かき》、海草類などに多く含まれます。

■カリウム■

主に細胞内液に存在し、細胞の外部に存在するナトリウムと協調関係をとりながら浸透圧を維持し、細胞の働きを正常に保つために働きます。また、血圧のコントロールにも関与し、カリウムを摂取すると血圧は下がりやすくなります。一般的にはナトリウムの過剰摂取が高血圧の原因とされますが、カリウムとナトリウムのバランスを保つことで血圧も正常に保てるのです。バナナ、リンゴ、アボガドなどの多く果物や野菜、昆布、わかめなどの海草類、サツマイモなどに含まれます。

鉄

赤血球中のヘモグロビンの主要成分で、酸素を全身の細胞に送り届けるのに重要な役割を果たしています。また、酵素の構成成分として細胞のエネルギー代謝にも関与。食べ物のなかでは肉・魚・レバーなど動物性食品に含まれるヘム鉄と、野菜・海草・大豆、プルーンなど植物性食品に含まれる非ヘム鉄があり、一般的にヘム鉄のほうが体内への吸収に優れているとされますが、非ヘム鉄はビタミンCと一緒に摂ると吸収率が高まります。その意味では、肉類やレバーなどをいたずらに食べなくても、新鮮な野菜・海草・果物などを満遍なく摂ることで必要量は十分に補えます。ただ、貧血など鉄分の不足に悩まされている人は、吸収率の高いヘム鉄系のサプリメントを摂るのもいいかもしれません。

■亜鉛■

細胞内の蛋白質の合成や遺伝情報を伝えるＤＮＡの転写など、生命活動の主要な働きに関与する酵素の構成成分として知られます。不足すると蛋白質合成が十分にできなくなるため、細胞の新陳代謝がスムーズに進まなくなり、成長障害、味覚障害などが現れやすくなります。食品では牡蠣やウナギ、海草類などに多く含まれます。

■マンガン■

体内の様々な酵素の働きを助けながら、骨の形成や炭水化物、脂質のエネルギー代謝、生殖機能の維持、体内の抗酸化などに働きます。食品の中では、種実類、豆類、穀類などに多く含まれます。

■セレン■

体にたまった酸化した脂（過酸化脂質）を分解してくれる酵素の主成分で、ガンや老化の予防に様々な効果があることがわかっています。同じ抗酸化作用を持つ脂溶性のビタミンＥと協同して体内の酸化を食い止めてくれるため、微量ながら若返りや健康の維持に欠かせない成分として注目されています。穀類や魚介類などに多く含まれます。

ファイトケミカルで植物の生命力を補給

❖自然界に一万種以上存在する植物の活性成分

炭水化物、蛋白質、脂質、ビタミン、ミネラルの五大栄養素に加えて、第六の栄養素として食物繊維が注目されるようになったことはすでに述べました。近年ではさらに、植物に含まれる活性成分であるファイトケミカルが「第七の栄養素」として注目を集めるようになっています。

ファイトケミカルの「ファイト」(フィトとも発音する)はギリシア語で「植物」を、「ケミカル」は「化学物質」のことを指しますから、植物に含まれる天然の化学物質、すなわち活性成分ということになるわけです。五大栄養素のように体の材料やエネルギーにはなりませんが、摂取することで体の機能性が高まり、元気になれる、そんな植物の生命の力を栄養素として表現したと思えばいいかもしれません。

自然界には一万種類を超えるファイトケミカルが存在しているとされますが、その中でも最もよく知られているのがポリフェノールの仲間でしょう。テレビや雑誌などで目にする機会の多いアントシアニンやイソフラボン、カテキン、フラボノールなどはすべてポリフェノールの一種です。もちろん、ポリフェノール以外にも様々な種類のファイトケミカルが存在します。ここではまず、主だったファイトケミカルの仲間を挙げ、それぞれの代表的な成分の働きを解説していきましょう。

■ポリフェノール■

◎フラボノイド系……アントシアニン（ブドウ、ベリー類、赤ワイン）、イソフラボン（大豆）、フラバノール（リンゴ、ワイン、茶）、フラボノール（茶、リンゴ、タマネギ）、フラバノン（かんきつ類）

＊茶に含まれるフラバノールはタンニン、タマネギに含まれるフラボノールはケルセチンともいう

◎非フラボノイド系

・カフェー酸誘導体……クロロゲン酸（野菜、コーヒー）、ロズマリン酸（シソ）

・リグナン……ゴマに含まれるセサミン、セサモリン、セサミノールの総称

含硫化合物

◎イソチオシアネート系……スルフォラファン（ブロッコリー）、アリルイソチオシアネート（ワサビ）

◎システインスルホキシド系……メチルシステインスルホキシド（ニンニク、ネギ）

カロテノイド

◎カロテン……β‐カロテン（ニンジン、ブロッコリー、ほうれん草）、リコピン（トマト）、ルテイン（ほうれん草）、β‐クリプトキサンチン（ミカン）

◎キサントフィル類……カプサイチン（唐辛子）、アスタキサンチン（魚介類）

糖質関連物質

β‐グルカン（キノコ）、フコイダン（海草類）、ペクチン（リンゴ）

アミノ酸関連物質

タウリン（魚介類）、グルタチオン（アスパラガス、レバー）

香気成分

オイゲノール（バナナ）、リモネン（かんきつ類）、ジンゲロール（ショウガ）

❖ファイトケミカルの優れた抗酸化作用

こうして見ていくと、主だった植物（野菜、果物）をはじめ、海草や魚介類にもファイトケミカルが含まれていることがわかります。先ほども述べたようにどれも生命維持に欠かせない必須栄養素ではありませんが、摂取すると機能性が高まり、体の調子が良くなります。要は、日頃から野菜や果物、海草などをたっぷり摂取していればファイトケミカルは十分に補給することができるわけです。

では、これらの活性成分を摂取すると体にどのようなプラスの作用があるのでしょうか？　ファイトケミカルの種類によってその働きは異なってきますが、主だった効果として知られるのは抗酸化作用、デトックス（解毒）作用、免疫活性作用などでしょう。たとえば、ブドウやベリー類（ブルーベリー、ラズベリー、クランベリー）などに含まれるアントシアニンという色素成分は、その強力な抗酸化作用によって主に眼精疲労に効果があるとされています。「疲れ目の時にはブルーベリーを食べるといい」といわれているのは、このアントシアニンの作用があるからです。同じく色素成分としては、トマトに含まれるリコピン、ほうれん草に含まれるルテイン、ゴマに含まれるリグナンなども抗酸化作用が高いことで知られます。

❖多岐にわたるファイトケミカルの効用

また、大豆に多く含まれるイソフラボンは、女性ホルモン（エストロゲン）とよく似た働きをすることから、女性の更年期障害や骨粗鬆症、乳ガンなどの予防にも効果が期待できるといわれています。過剰摂取は良くありませんが、肉類の代わりに大豆や大豆製品を摂るように心がけましょう。

このほかにも、近年では、血液をサラサラにするというタマネギに含まれるケルセチンや、解毒作用に優れたブロッコリーに含まれるスルフォラファンなどにも注目が集まっているようです。ケルセチンには抗アレルギー作用、スルフォラファンにはピロリ菌の除去作用まで備わっているといわれています。

キノコに含まれるβ-グルカンには免疫活性作用があることから、古くからガンの予防に効果があるといわれてきました。海草類のネバネバ成分であるフコイダンも腸相の安定に役立つほか、血糖値を降下させたり、ガンの予防に効力を発揮したり、多岐にわたる働きが確認されているようです。

もともとファイトケミカルは、植物が身を守るために作り出した成分、つまり生きる知恵のようなものであり、その多くは色素やアク、香りなどの中に含まれています。全般的に抗酸化力が強いのも、紫外線などから身をガードし、酸化の害を防ぐために必要なものだったからでしょう。私たち人間は（広い意味では動物は）、こうした植物が必死になって身につけてきた活性成分を食べ物としていただくことで、自らの生命を活性させてきたのです。私がファイトケミカルを「植物の生命の力」と表現したのもそれゆえのことです。ここまで様々な効果について触れてきましたが、それはこうした生命の力のほんの現れにすぎないのです。

もちろん、いくら活性作用があるからといっても、たくさん摂ればいいというものではありません。あくまでも普段の食事の中で、様々な食材から満遍なく摂ることを心がけ、「疲れがたまっている」と感じた時に抗酸化力の強い成分を含んだサプリメントを摂取するなど、不足していると思われる成分を適宜補うようにしてください。

現代人は、このファイトケミカルはもちろん、ビタミン、ミネラル、そして次章で扱う酵素など、植物に含まれる天然の成分が体調管理のための優れた「薬」になりうることをすっかり忘れてしまっています。先ほども述べたように、動物は植物をいただくことで生命を維持し、活力を得てきたのです。この原点を忘れないためにもファイトケミカルの摂取を心がけるようにしてください。

Ⅵ 健康的な食生活の極意は「酵素補給」にあり

酵素がなければ生きてはいけない

❖栄養学の盲点になっている酵素の存在

ここまで微量栄養素であるビタミンやミネラルについて解説してきましたが、これらの成分は三大栄養素である炭水化物、蛋白質、脂質と違って、体内の生命活動の調整役として働いている存在です。

この調整役としての働きをもう少し具体的に理解していくには、私たちの生命活動を根底から支えている物質である酵素について知る必要があります。ビタミンやミネラルは確かに生命活動に不可欠な栄養素ですが、それは酵素（エンザイム）の働きを補佐する補酵素（コエンザイム）として働くものだからです。私たちの体の働きをとらえた場合、酵素のほうがより本質的、根源的な存在なのです。

わかりやすくいえば、健康でイキイキとしている人というのは、体内で酵素がしっかりと働いていることになります。食事を摂ったり、運動をしたり、ものを考えたり、いや、もっといえば、呼吸をしたり、心臓を動かしたり……生命活動のあらゆる場面に酵素が関与しているため、酵素の活動が停滞したり、無駄に浪費されたりしてしまうと、それだけで生命力が低下してしまうのです。

これだけ重要な存在であるにもかかわらず、まだまだ一般的には「酵素とは何か？」ご存じでない人は多いでしょう。実際、日本の栄養学をいくら学んでも、酵素について言及されることはほとんどありません。そのためある程度健康になることはできても、本当の意味で生命力を活性化させ、自己の能力を十全に発揮させるような生き方に導いていくことができないのです。食事で病気を治すこともままならず、何年も何十年も、糖尿病や高血圧の治療食を食べているのに数値がいっこうに改善されないという人が多いのも、栄養補給に関するとらえ方に根本的な誤りがあるからでしょう。

生命力を高めるために大事なポイントは、食事を通じての酵素補給です。「酵素栄養学」に対する理解がないままカロリー調整をしたり、栄養バランスのとれた食事を考えたりしても、健康状態が大きく上向くことはありません。いわば日本の栄養学の盲点になっているところに健康のカギが隠されているのです。

❖酵素が大事なのはなぜなのか？

では、食事を通じての酵素補給とはどんなものか？　この点について述べていく前に、大前提である酵素についてもう少し解説していきましょう。

酵素は生命活動のあらゆる場面に関与していると書きましたが、これはより正確にいうと「触媒」という言葉で説明ができます。触媒とは、「それ自身が変化することなく化学反応に変化をもたらす働き」のことを指します。つまり、触媒である酵素が体内のあらゆる化学反応の仲介役として働くことで、私たちは生命を保っているわけです。

ここでは、最もわかりやすい食べ物の消化と酵素の関わりについてたどってみることにしましょう。食品に含まれる栄養素のうち炭水化物は、口で咀嚼される際にアミラーゼという酵素によって麦芽糖に分解され、さらに腸でマルターゼという酵素によってブドウ糖に分解されることで血液中に吸収されます。蛋白質は胃や腸などでプロテアーゼという酵素によって分解されていき、最終的にアミノ酸になって同じく血液中に吸収されます。脂質は、腸に運ばれるとリパーゼという酵素によって脂肪酸に分解され、やはり血液中に吸収されていきます。

こうした消化のプロセスをたどるだけでも、複数の酵素が関与していることがわかるでしょう。つまり、触媒として働く酵素があるからこそ、食べ物に含まれる栄養素が体を構成する細胞の材料になったり、活動エネルギーの源になったりできるのです。専門的には、食べ物が栄養素に分解されることを異化といい、その栄養素から組織・器官の材料が作られることは同化といいます。異化と同化を合わせて代謝と呼びますが、酵素はこの代謝全般に深く関与しています。もちろん、ミトコンドリアで営まれるエネルギー産生にも酵素の働きは欠かせません。私たちが生きているという、いまこの現実は、じつは酵素の働きによって成り立っているのです。

❖生命活動の根源で働く物質

こうした酵素の特徴的なところは、どの酵素もそれぞれ役割が決まっていて他の酵素が代わりを務めることはできないということです。基本的には、一つの化学反応に対して一つの酵素が働くことになっています。そのため私たちの体には、少なく見積もっても三〇〇〇～五〇〇〇もの酵素が働いているとされます。実際には数万単位で様々な種類の酵素が働いているのでしょう。

ここで、これらの酵素に関連して少し興味深い話をしましょう。じつは酵素も、体の他の組織器官と同様、食べ物から摂取した蛋白質（アミノ酸）からできています。先ほども述べたように蛋白質は腸でアミノ酸に分解され、血液によって全身の細胞に運ばれていくことで再び蛋白質に合成されます。この蛋白質合成は細胞の核内のＤＮＡ（デオキシリボ核酸）の情報をもとに行われているわけですが、じつはこのＤＮＡの情報を届けるＲＮＡ

（リボ核酸）も酵素なしでは働かないのです。それどころか、ＤＮＡが複製される際にも酵素は欠かせません。ＤＮＡがなければ生命は活動できませんが、そのＤＮＡを活動させるためにも酵素は必要であり、しかも、その酵素は蛋白質からできているのです。何やらこんがらがるような話ではありますが、酵素がそれだけ生命活動の根源に関与している物質であることは理解できるでしょう。

❖ストレスが酵素を消耗させる

では、こうした酵素が体内で十分に働くためには何が必要なのでしょうか？　まずいえるのは、酵素の無用な浪費を避けることが何よりも大事であるということです。たとえば、ストレスがたまると交感神経が優位になり、血糖・血圧が上がるなど、体内のホルモンバランスも変調を来たします。また、血管が収縮し血流障害が起こることでフリーラジカル（活性酸素）が多量に生じることにもなるでしょう。こうした体の不調を調整するためにも酵素は必要になります。

フリーラジカルを除去する酵素としては、ＳＯＤ（スーパーオキシドディスムターゼ）

と呼ばれる酵素が有名ですが、あまりストレスがたまるようだとＳＯＤだけでは処理が追いつかなくなります。そうなれば体の酸化（老化）はますます進み、場合によっては細胞のガン化がうながされたり、血流障害が悪化することで動脈硬化の引き金になったりします。結果として寿命を縮めることにつながるわけですから、酵素を浪費してしまうようなストレスの多い生き方は極力避けるべきなのです。

もちろん、生きていくうえで多少のストレスはつきものです。時には仕事や勉強に寝る間も惜しんで打ち込んだりする必要もあるわけですから、ストレスを減らすことばかりを考えて生きるわけにもいきません。上手な息抜きを心がけつつ、酵素の働きそのものを助けてあげることも必要でしょう。そこで重要になってくるのが毎日の食事です。食事から酵素をしっかりと補給することは、生命活動を維持させ、活性化させていくうえで必要不可欠なことなのです。

❖蛋白質を摂取すれば酵素がつくられるわけではない

ここまでの話をふまえると、酵素は蛋白質からできているわけですから蛋白質さえ摂取していれば体内で十分に生成できると考える人が多いかもしれません。これは言い換えるならば、蛋白質をしっかり摂取すれば生命活動は維持でき、高めることができるということになりますが、果たしてそうでしょうか？

これまで数多くの患者さんを診察し、食事指導を行ってきた私の経験からいうと、蛋白質の過剰摂取はむしろ食べ物の消化吸収に負担をかけてしまい、腸の働きを低下させる要因になります。消化酵素の浪費にもつながり、残念ながら生命力が高まるという方向には作用しにくいのです。

これは、肉類などから動物性蛋白質をたっぷり摂ることが栄養補給であり、元気になる秘訣であるという一般的に考えられている「常識」にも反することですが、内視鏡でこうした肉類を多く摂っている人の腸相を観察すると、ほとんどの場合、その状態が悪く、とても健康的とはいえません。肉類の過剰摂取は元気になるどころかじつは体に負担がかかる割合のほうが多く、むしろ摂りすぎを戒め、植物性食品の摂取を増やしたほうが健康状態が改善されることが多いのです。

つまり、蛋白質の摂取がそのまますべて体の組織・器官の材料になるわけではなく、したがって酵素の生成にストレートにつながるわけでもない、むしろ相応のリスクが付きまとうことがいえるわけですが、では、蛋白質の摂取以外に体内の酵素を活性化させるものなどあるのでしょうか？　もちろんあります。まず挙げられるのは、前述したビタミンやミネラルの存在です。食べ物の消化吸収の過程でも、フリーラジカルの除去に際しても、これらの微量栄養素は必ず関与してきます。ビタミンやミネラルは酵素の働きを補佐する成分（補酵素）であるわけですから、不足してしまえば体内の酵素の働きも鈍ります。食べ物の消化吸収もうまくはいかず、蛋白質の合成（ひいては酵素の生成）にも支障が生じてしまうでしょう。

このビタミンやミネラルを多く含んでいるのは、基本的には野菜や果物などの植物性食品です。動物性食品にも含まれますが、やはり主役となるのは植物でしょう。それも、新鮮でみずみずしい野菜や果物ほどビタミンやミネラルの含有量が多いのです。

「生きた食品」にこそ酵素が豊富に含まれる

❖「生きた食品」と「死んだ食品」の違い

すでにお気づきかもしれませんが、新鮮な野菜や果物に多量のビタミンやミネラル＝補酵素が含まれているということは、その母体となる酵素の量も豊富であるということです。私たちの体内でも、酵素がしっかり働いているとイキイキと活動的でいられますが、それと同様、食べ物も酵素がたっぷり含まれているほうが新鮮でみずみずしく、しかも「栄養豊富で美味しい」わけなのです。

体内で酵素が活動している状態を「イキイキしている」と書きましたが、もっといってしまえば、酵素が働いている状態が「生きている」ということであり、働かなくなった状態とは死を意味するということです。これを野菜や果物に当てはめれば、酵素がたっぷり含まれていることは「生きた食品」であるということです。鮮度を失い、しおれてしまった野菜はそれだけ酵素活性＝生命力が低下しているのです。こうした野菜を口にして、皆さんは元気になることができるでしょうか？

さらに話を進めていくならば、蛋白質には熱に弱く、四八度を超えると変性が始まってしまう性質があります。これは酵素に関してもいえるわけですが、この事実を食べ物に当てはめると、食べ物は加熱すると酵素の活性が失われ、死んでしまうということになります。極端にいえば、加熱した食品は「死んだ食品」なのです。生きていくために硬い食べ物を煮たり焼いたりして柔らかくすることは必要ですが、食卓に加熱したものばかりが毎日並んでいたら、「たまには新鮮な生野菜が食べたい」「鮮度のいい果物がたくさんほしい」と自然と感じるようになるはずです。

❖栄養バランスだけでは足りないものがある

野菜の煮物や焼き物などならまだしも、インスタント食品やレトルト食品ばかり毎日食べていたらどうでしょう？　最近では食品加工の技術が進み、主要な栄養素を失わないままレトルトパックした商品なども出ているようです。そうした食品をうまく組み合わせ、一日に必要な栄養素をバランス良く摂取することもできるかもしれません。しかし、レトルト食品ばかりで食事を摂り続けることがまともであると考える人は少ないはずです。栄養バランスが仮にとれていたとしてもです。やはり、私たちは時々無性に新鮮なものが食べたくなります。そして、採れたての野菜や果物、新鮮な魚介の刺身などを口にすると生き返ったような心地がします。

「生きた食品」「死んだ食品」という言い方は必ずしも科学的とはいえませんが、私のように臨床を続けてきた医師の立場からすれば、このような概念で食品をとらえ、「死んだ食品」よりも「生きた食品」を多く摂ることを勧めることのほうが、はるかに実践的であり、効力があることなのです。それは、一般的な常識（新鮮なものを食べるとイキイキする）ということとも合致します。

この生きた食品を「科学的に」とらえた時にクローズアップされるのが酵素の存在であり、「新鮮な生の食材を多く摂ることで酵素をたくさん補給してください」という言い方にもつながってきます。酵素補給という概念は従来の栄養学の考え方にはまったくなかったものであり、それと同時に、酵素の働きそのものがまだまだ未知の要素が多いのが現状ですが、こうした概念を取り入れたほうが生命の本質がより明確にとらえられ、実際に健康へと導いていけると思うのです。

❖朝の時間帯に新鮮な生の食品を

以上の点をふまえて、食べ物からの酵素補給についての秘訣をいくつかお伝えすることにしましょう。酵素補給とは、わかりやすくいえば「新鮮な生の食品を摂ること」を指しますが、皆さんは毎日の食事の中で生の野菜や果物をどのくらい摂取」しているでしょうか？　もしかしたら「ほとんど摂っていない」「まったく摂っていない」ということに気づいた人も多いかもしれません。

まずは会社や学校に行く前の朝の時間帯に、新鮮な季節の果物や生野菜のサラダなどを食べる習慣をつけるようにしてください。できれば起きがけに良い水をコップ一杯（二〇〇cc）程度飲み、忙しい人ならばリンゴやグレープフルーツ、キウイフルーツ、バナナなどを適当にカットしていただくといいでしょう。時間のある人は、そのあとに野菜サラダをいただくこともお勧めしますが、気をつけたいのはドレッシングです。市販のドレッシングには悪い油（過剰摂取したくないオメガ6系の植物油）や白砂糖などが含まれているものが多いので、ノンオイルの良質なドレッシングに切り替えるか、天然塩、エクストラバージンのオリーブ油、亜麻仁油、酢などで自家製のドレッシングを作ってかけていただくといいでしょう。

❖ただ朝ごはんを摂ればいいわけではない

朝ごはんを食べる習慣のある人は、こうした果物や野菜を食べた後に、和食を中心に適量いただくことを勧めます。近年、朝ごはんを食べることが毎日の健康管理に大切だという考えが広まっているようですが、その善し悪しを論じる以前に、問題となるのは食べているものの内容です。たとえば、昼は外食が多く、夜も残業で夕食の時間が遅くなるというような日常を送っている人の場合、生の食品（食物酵素）をしっかりと口にできる機会は朝しかありません。朝からフライパンを使った炒め物や揚げ物、精製した小麦粉を使った食パン、調理パンなどを食べているようでは、腸に無用な負担をかけるばかりでとても健康的とはいえないでしょう。

❖お腹がグーとなってから食べる

体調不良の人やメタボリックシンドロームが気になる人などは、朝の時間帯は加熱した食品を摂るのを避け、先に挙げた生の食材（新鮮な果物や野菜）だけのレシピを心がけるようにしてください。それだけではどうしてもお腹が減ってしまうという人は、バナナやドライフルーツなど腹持ちのいいものを適宜いただいて、お昼までの時間帯は生食オンリーにするといいでしょう。

実際にやってみるとわかりますが、こうした習慣を続けるだけで腸の調子がとても良くなり、便秘なども解消されやすくなります。体調不良や病気の多くは、食べすぎによって引き起こされる側面も強いのです。必要以上にストイックになる必要はありませんが、朝の時間帯くらいは酵素、ビタミン、ミネラルなどの補給を心がけ、カロリー過多の食生活から脱却してみることです。

お腹がグーとなることは健康の証しです。「ああ、お腹が減ったなあ」という状態でお昼ご飯をいただくようにすれば、食べることに対する有難さも増し、生食をいただくことでお腹の調子も良くなっていますから、栄養の吸収力もアップします。もちろん、体内酵素の無用な浪費を抑制することにもつながるでしょう。ここまで解説したように、私は皆さんに決して難しいことを要求しているわけではありません。食生活改善の第一歩として、無理なく続けられる「朝の酵素補給」をぜひ実践してみてください。

体内酵素を活性化させる新しい可能性

❖ミラクルエンザイムは酵素の「原型」

酵素の働きに関しては、先ほど述べた「一つの化学反応に対して一つの酵素が担当している」ことが原則ですが、どの酵素も蛋白質を原料にしている点で同じ物質としてとらえることができます。つまり、個々の酵素がバラバラに働いているわけではなく、それぞれが有機的に関わり合いながら全体で一つの生命活動が営まれているわけです。

たとえば、大量のアルコールを摂取すると肝臓でそのアルコールを分解するための酵素が必要になりますが、興味深いことにアルコールを多量摂取した翌日には胸焼けがしたり、胃腸の調子が悪くなったりするでしょう。これは胃腸で消化吸収のために働く酵素が不足してしまっていることを意味しますが、全体を俯瞰してみれば一連の生命活動の中で酵素の増減が行われていることがわかるはずです。

つまり、一方で酵素が多量に使われると、また一方では不足してしまうことが往々にしてある。こうした点をふまえると、一つ一つの酵素は別々に作られ、別々に活動しているわけではなく、酵素の原型のようなものがまずあり、それが必要に応じて個々の酵素に作り替えられているのではないか？　長年の臨床経験から、私はこのような発想を持つに至り、その酵素の原型を「ミラクルエンザイム」と呼ぶようになりました。「ミラクルエンザイムを体内にいかに貯蓄するかが生命活動を豊かにし、健康に生きる基本である」という仮説を唱えるようになったのです。

❖栄養素だけでは生命は創造できない

私は、これまで解説してきたように「新鮮なイキイキとしたものを食べると体もイキイキとする」といった誰もが当たり前に体感している現実には、食べ物に含まれる酵素が深く関与していると考えています。これは言い換えれば、「食物酵素がミラクルエンザイムというプールに貯蓄され、それが生命力の源になっている」という考え方です。こうした「ミラクルエンザイム」仮説を科学的に証明することはなかなか難しいかと思いますが、既成の栄養学的なとらえ方だけで私たちの生命活動を解き明かすのが難しいことも一つの事実です。

たとえば、新鮮な食べ物にはビタミンやミネラルが豊富に含まれますが、では、ビタミンやミネラル、その他の栄養素を合成することで生命を創造できるのかというと、もちろん、そんなことはありません。生きている存在とそうではないものとの間には埋められない溝があります。イキイキとする、元気であるということは何によってもたらされるのか、じつは明瞭には答えにくいことなのです。

私は医者として長年活動する中で、患者さんの病気を治すためには薬は極力使わない、手術も最小限度に抑える……そうした治療を心がける一方で、食事やサプリメントによって腸相を改善させ、生命力を増強させることを第一に考えてきました。内視鏡で確認できる胃相や腸相の状態が一つのバロメーターになるわけですが、ただ症状を抑える、軽減させることにとどまらず、その患者さんをイキイキと元気な状態に回復させることを考えた場合、既成の栄養学の考え方には決定的なものが欠落していることがわかりました。その代表が酵素の存在であり、酵素の活動によって営まれる私たちの生命そのものに対するまなざしだったのです。

既成の栄養学では、生命力という言葉を使いません。健康とは病気でないといった程度の意味合いであり、「生命力を高める」ことにまで考えが及んでいないからです。しかし、それこそが多くの人が望んでいる「健康」の本質ではないでしょうか？　健康を追求するためには生命に対するアプローチが不可欠であり、その生命を成り立たせている酵素にもっと着目することが本当に役立つ医学、栄養学の構築に欠かせないエッセンスであると、私は考えているのです。

❖細胞内の解毒分解酵素群「ニューザイム」とは

酵素に関連して私が最近注目しているのは、四〇兆〜六〇兆ある細胞内で老廃物などの解毒分解のために働いている酵素群です。

たとえば、すでに何度か触れてきた細胞内の蛋白質合成について思い浮かべてみてください。蛋白質合成は食べ物から得られたアミノ酸を材料にして行われていますが、複数のアミノ酸を折りたたみ、蛋白質を合成する過程で、どうしても失敗作が生じてしまいます。この不良品の蛋白質は細胞内のゴミのようなものですから、いたずらにたまっていってしまえば細胞の働きそのものが低下してしまいます。

そこで、そうした不良品の蛋白質を集めてもとのアミノ酸に作り替えるリサイクル工場のような働きが必要となってきます。それが細胞内のオートファジーと呼ばれるシステムです。このオートファジーがしっかりと働いていることで細胞内のゴミがつねにクリーニングされ、その機能低下を防ぐことができるのです。

私がこのオートファジーに注目するのは、オートファジーのプロセスに複数の強力な解毒分解酵素が関与しているからです。細胞内には、このほかにも不良蛋白質をシュレッダーのように次々と裁断していくプロテアソームのような巨大酵素も活動しており、ここでも複数の酵素が全体でチームプレーを行い、蛋白質合成を側面から助けていることがわかります。しかも、こうした解毒分解酵素は、植物の細胞にも細菌などの原核生物にも備わっています。

そこで私は、生物全般に備わっている解毒分解のために働く酵素群を「ニューザイム」と総称し、このニューザイムを活性化させる生活（生き方、食べ方）が健康の一つの指標になるととらえるようになりました。

❖食べないことで細胞が活性化する

お気づきかもしれませんが、こうした細胞内の解毒分解は、腸内にたまった便の排泄とも非常に似通った面があります。どちらも過剰にたまってしまうと機能低下を起こし、健康全体に障害が現れることになるからです。細胞のデトックスと腸のデトックスは相似関係にあるといえるのです。

おそらく、腸相が悪化するような食事を摂ることで、血液が汚れ、細胞に不良蛋白質が過剰にたまり、それがオートファジーやプロテアソームなどで処理しきれなくなると、細胞そのものの機能低下、つまり老化が始まる……腸と細胞の間にはこのようなつながりがあるのだと考えられます。

こうした細胞の老化を防ぐにはニューザイムの働きを活性化させる必要があるわけです

が、そのためにぜひ実践していただきたいのが、酵素食をベースにした簡易な新谷式ファスティング（断食）です。

ここまでの解説でおわかりのように、ニューザイムの機能低下が起こるのは主に蛋白質の過剰摂取、もう少し広くとらえるならば「食べすぎ」が一番の原因にほかなりません。まったく何も食べない絶食は危険ですが、酵素を含んだ生の食材を適度に摂りながら食べる量を制限するファスティングは、胃腸の負担を和らげ、細胞内のニューザイムの働きを回復させるのに十分に役立ちます。

これも興味深い話ですが、細胞内のリサイクル工場であるオートファジーは、飢餓状態（空腹）が続くと働きが活性化し、細胞内の不良蛋白質をクリーニングしながら、その不良蛋白質を材料にして新たにアミノ酸を再生させてくれるといいます。つまり、あまり過剰に蛋白質を摂らなくても、すでに過剰にたまっている「ゴミ」から体に必要な蛋白質は再生されるのです。しかも、そうやって蛋白質が再生されるほどに細胞内のゴミは減り、細胞内の諸器官の働きも活性化されるわけです。

古来、「断食をすると生命力が高まる」といわれてきましたが、これがあながち嘘ではないことがわかるでしょう。先ほども述べたようにまったくの絶食は最終的に死に結びつく危険なものですが、空腹を感じる程度に適度に断食＝ファスティングを行えば、かえって細胞が活性化され、元気を回復できるのです。

❖新谷式ファスティングの勧め

最後に新谷式ファスティングの方法を簡単に紹介しましょう。ここまでの解説で大まかなイメージはできたと思いますが、基本的に気をつけるのは次の二点です。

一　朝の時間帯に加熱食を控え、生の果物や野菜などを摂る

二　前日の夜は早めに食事を済ませ、夜八時以降は何も摂らないようにする

ファスティング中に生の果物や野菜を食べても構わないのは、その食品に含まれる酵素の力で消化されるため、体内の酵素の消耗が避けられるからです。しかもビタミンやミネラルなどの栄養補給もできるので、ファスティングに生食と水は欠かせません（良い水の

摂取法についてはこれまで述べた通りです）。

仮に夜八時に食事を終え、翌日の昼まで加熱食を摂らないようにすると、一六時間もの断食が可能になります。一日のじつに三分の二を腸相の改善と細胞の活性のために用いることができるのです。夜の食事時間が多少ずれ込んだとしても、できれば毎日こうしたファスティングの習慣をつけるようにしてください。そうすれば徐々に細胞が若返り、年齢以上の若さと健康が獲得できるようになるはずです。

Ⅷ 予防と正しい食生活

良い医者をみつけるのも寿命のうち

❖選ぶ医者で命を落とす

病気を治すのは病院ではなく医師です。もっと突き詰めていえば、医師と患者との共同作業で治すのです。したがって、大病院だから良い治療をしてくれるだろうとか、有名な病院だから良いにちがいないと考えるのは早計です。技術の進んだ、設備も整った大学病院や大病院へと患者が殺到すると、現在問題になっているように「三時間待ちの三分間診療」といった本末転倒の医療が行われる結果になってしまいます。それでは治るはずの病気が治らない結果にもなりかねません。

たとえば、まだ三〇歳を過ぎたばかりのある女性の患者さんの場合です。知り合いのつてをたよりに私のところに駆け込んできましたが、大きな直腸ガンですでに手遅れの状態でした。子どもを産んで一年半になる女性で、妊娠中はもとより産後もしばしば産婦人科の医師の診察、検査を受けていました。患者さんの話によると、妊娠前から便秘が強く、排便処理のときにいつもトイレットペーパーに粘液状の便がついていたそうです。すでに二〇代前半から下血があり、自分では痔と思っていたそうですから、おそらくそのころから良性のポリープが直腸にあって、時々出血していたものと思われます。

ふつう外科や消化器系の専門医でなくとも、つまり右のような産婦人科や内科であっても、このような下血症状があれば、年齢にかかわらず直腸に指を挿入して診察するのが医療の常識となっています。この基本中の基本さえ行っていれば、このような大きな直腸ガンを見落とすことはなかったはずなのです。

❖医者の力量で左右される患者の運命

また、こんな診断ミスのケースもあります。

ある病院で大腸鏡（コロノスコープ）の検査を受け、医師から潰瘍性大腸炎の診断を下された三〇代後半の女性のエピソードです。彼女は医師の指示通りに処方された薬を飲んでいましたが、症状はいっこうによくならないばかりか、かえって貧血症状が出て、歩けない状態となったため私のところへ連れて来られました。

症状を聞くと貧血があり、時々少量の鮮血混じりの便が出るとのこと。普段から牛乳を飲んだり乳製品を食べたりすると下痢をしやすく、小さいころから野菜嫌いで肉食中心、間食も多く、ご飯も少ないという食生活でした。

私は不審に思い、再度コロノスコープによる検査をしてみたところ、やっぱりガンが見つかったのです。横行結腸と上行結腸の間の肝湾曲部と呼ばれる場所にできた、四センチもある潰瘍性のガンでした。血便はそこからの出血と考えられます。そして驚いたことに潰瘍性大腸炎の病変部が全く見当たらなかったのです。

その医師は、コロノスコープ検査をしたのはいいのですが、ガンを見逃したか、ファイバースコープを病変部まで挿入できなかったかのどちらかと思われます。検査のときに腸内に多量の便が残存しているとポリープやガンが見えず、診断できないこともあるのです。いずれにしても医師の力量が患者の運命を左右する好例といえましょう。

症状が良くならなかったり、かかっている医師の説明に納得できなかったりしたら、周囲の友人や知人、その他の人からできるだけ正しい情報を得るように努め、セカンドオピニオンなども積極的に受け、良い医師に診てもらうことが第一です。

定期検診を受ける

❖症状が続いたら、薬より検査を受ける

日本人は薬に頼り過ぎる傾向があります。たしかに薬は一時的には症状の悪化を抑え、安定させてくれる便利な面があります。しかし、それはあくまでも一時的な効果で、長期間多用すると種々の副作用が起こります。

たとえば、頻繁に便意を催したり下腹部痛を訴えたりする場合は、食べ物や飲み物が原

因となって腸がけいれんを起こしていることが少なくありません。このような場合、原因になっている食事を改善すれば正常に戻るはずですが、安易に抗けいれん剤や精神安定剤などの薬を処方され、飲んでしまうと一応けいれんは治まりますが、薬の持続時間が過ぎるとまたけいれんが起こります。

怖いのはここからです。再発したけいれんは以前より一層強く起こります。これはリバウンドと呼ばれる薬の副作用の一種です。こうしたことを繰り返していると、大腸のけいれんはますますひどくなり、たとえ原因を取り除いても、すぐには元に戻らなくなってしまいます。ですから、どんな薬を飲む場合でも医師としっかり相談した上で、まず原因を除去する努力が必要なのです。その上で、必要なら検査を受けて、適切な処方をしてもらうのがいいでしょう。

慢性的に便秘のある人、あるいは症状のない人でも四〇歳を過ぎたら、定期的に内視鏡による大腸の検査をお勧めします。

食事と養生

❖食べ物があなたをつくる

前に“You are what you eat”というアメリカの格言をご紹介しました。これは、「あなたが食べているものがあなた自身である」、すなわち、「何を食べているかによって、あなたの健康状態は決まってくる」という意味に解釈されるでしょう。

食べ物はただ空腹を満たすため、おいしさを得るだけで選ばれてはならないのです。たとえば自然界の生物を観察してみてください。草食動物は自然に生えた草や木の芽、穀物を食べています。それは自然界に生きている植物です。そして、肉食動物は好んで草食動物を食べます。肉食動物が肉食動物を食べるということは、自然界では基本的にはないようです。肉食動物は草食動物を食べることによって、その腸の中で消化された植物を間接的に食べているわけです。

自然の食べ物に含まれる栄養素が体の中でどんな働きをしているかは、よくわかっていないことがまだまだたくさんあります。いや、ほとんどわかっていないといっても過言ではありません。ですから、いまいえることは、自然の摂理に反したものを食べるのは健康悪化の一番の原因であるということです。

穀物はできるだけ無農薬・有機栽培されたものを、精製しないで、丸ごと食べること。動物性脂肪やリノール酸系植物油の摂取を抑えること。動物性蛋白質は摂り過ぎないこと。カフェインのような刺激物や加工食品、食品添加物はなるべく避けること。そのうえで本書で述べてきた栄養に関する知識を参考に、「あなた自身が自分の栄養士である」という自覚を持ってできることを実行してみてください。

❖個人差がある栄養素の必要量

ビタミンやミネラルは、私たちが健康を保つうえで、また病気の予防や精神的・感情的なバランスを保つうえで非常に重要な成分です。これらの微量栄養素は一日に必要な基本量が定められていますが、一人一人体の大きさや生活習慣が異なりますから、本当の意味での必要量にある程度の個人差があるのは当然でしょう。

たとえ同じ食べ物を同じカロリーだけ食べたとしても、体内へ吸収される量や体外へ排泄される量は、人によって、その日の体の調子によって、胃腸の働きの良し悪し、運動量、また精神状態、感情の安定性によって大きく左右されます。

自分ではよくバランスがとれた食事を摂っていると思っていても、タバコを吸っていたり、お酒を飲んだり、砂糖や悪い油の入ったものをよく食べたりといったマイナス要因を続けている場合もあります。そのような生活をしていると、酵素の消耗が激しくなり、微量栄養素の摂取量も慢性的に不足してきます。ですから、日常生活を全体的に見直し、自分に何が不足しているのか、何を改善すればいいのか知ることが大事なのです。食事の改善はとても大事ですが、ストレスケアも生活習慣の改善も同じように大事なことです。私のいっていることも含め、栄養に関する知識を頭でっかちに詰め込むだけでは、自分自身の足を引っ張っているストレス要因などをついつい見落としてしまい、本当の意味での健康を手にすることができません。

正しい食事を心がけているのになかなか改善されない人は、自分の生き方をトータルに見つめる習慣をつけることです。どこかに必ず原因があります。容易に改善できないことであっても、現実を把握し、そのうえでできることを実践していくと自分を変えていくための突破口は必ず見つかっていきます。

❖サプリメント（栄養補助剤）が必要な人

ビタミンやミネラルが特に必要になる人の例を挙げてみましょう。たとえば喫煙家の場合、抗酸化剤として知られるビタミンA（β‐カロテン）・C・Eなどが喫煙によって多量に使われるために、体の中に貯蓄される量が少なくなります。喫煙をやめることが最も大事であることはいうまでもありませんが、それと同時に、これらのビタミンを食事から摂取する、あるいは良質なサプリメントから摂ることは、ガンの予防はもちろんのこと、日頃の健康維持に役立ちます。

もちろんだからといって摂りすぎは禁物です。たとえば、ビタミンAを大量にとりすぎると、肝臓障害を起こすなど体の害になることもあります。また、ミネラルの場合でいえば、カルシウム摂取の一日の必要量は八〇〇〜一〇〇〇ミリグラムといわれています。これだけの量のカルシウムを一日で摂取するということは、相当の食べ物・栄養に関する知識が必要であり、努力が必要であると思われます。

たとえば、「様々な食品のなかで一番カルシウムが含まれているのは牛乳や乳製品だ」ということで、「牛乳コップ一杯に二〇〇ミリグラムぐらいのカルシウムが入っているから、毎日コップ三杯の牛乳を飲めばいい」と考え、実行すると、多くの人にとってかえって害になるばかりか、寿命を縮めることにもありかねません。このことはⅢで詳しくお話ししましたが、ここでは別の角度から解説します。

❖自然の摂理に合った食事を追求しよう

日本人の約七五％の人が牛乳蛋白のアレルギーである乳糖不耐症といわれています。乳糖を分解するための酵素を十分に持っていないため、牛乳を飲むことによって腸内細菌のバランスを壊して、消化不良やアレルギー反応、下痢を起こし、かえってカルシウムを失ってしまいます。見せかけの数字に左右されて栄養価が高い、低いと論じることは、それが自分の体質に合っているものなのか、そもそも本当に必要なものなのか、肝心な判断を見失わせてしまいます。

前述しましたが、成人したヒトが子牛が飲むはずの乳をわざわざ栄養豊富だからと飲む必要はないのです。それは寒冷地適応しなければならなかったヨーロッパ人が、生き延びるために選択した食事の知恵であり、それは彼らにとって必要なものであっても、まったく気候風土の違う日本人が真似るようなことではありません。ヨーロッパ人は生き延びるために乳糖を分解する酵素を獲得しましたが、そのような食生活をする必要がなかった日本人の多くに乳糖不耐症があることはとても自然なことです。これだけ食文化が多様化する中でわざわざ克服する必要はないのです。

しかも、そうした酪農文化のなかで生きてきたヨーロッパ人が日本人よりも健康であるわけではなく、乳ガンの罹患者が圧倒的に多く、しかもカルシウムを摂取しているはずなのに骨折する割合も多い、つまり必ずしも学ぶべき食文化とはいえないわけです。牛乳に関する話はほんの一例ですが、一事が万事だとお話ししました。皆さん一人一人が判断して、何が自然の摂理に適ったことなのか、体に負担がかからない食べ方なのか、自分自身に合った食事法を身につけてください。

❖胃腸は第二の脳

胃腸は「第二の脳」ともいわれています。進化した生物であるヒトの場合、脳が体全体の司令塔になっていることは事実ですが、消化管である胃腸に関しては自分たちだけでその作用を潤滑に行うことができるからです。

脳死した人でも、食べ物を口から入れると胃も腸もひとりでに動き、体に必要なものを吸収し、いらないものを排泄します。つまり、脳が死んでいても、生命活動は保っていけるのです。これは胃も腸もそれぞれの神経コントロールを持っているからなのですが、このことは何を意味しているのでしょうか？

脳はそのコントロールの下にアドレナリン、ノルアドレナリン、ドーパミン、セロトニンといったホルモンを出しており、消化管である胃腸もその影響は受けています。しかし、このようなホルモンが出なくても、胃や腸は自らホルモンを出し、消化酵素を出し、人間の体が生存していけるように働いているのです。胃腸というのは、それほど体の中で重要な役割を担っています。生命を維持する元になる材料（栄養素）を体に取り込むところなのですから、当然といえば当然のことかもしれません。

❖健康な精神が健康な体をつくる

精神状態と体は切り離せない関係にあります。たとえば、「これを飲むと痛みが治まりますよ」と、薬の代わりに小麦粉をオブラートに包んだ偽薬（プラシーボ）を飲んで、実際に痛みが治まってしまった例は少なくありません。

反対に、心理的にひどいストレスがかかると、体のほうにも影響が出ます。正に「健康な精神が健康な体をつくる」のです。ですから、常にポジティブな考え方をするようにすることも胃腸のためには大事なことです。

また仕事でストレスがかかったあとは、必ずリラクゼーションする、激しい運動をしたあとは休養する。こうして体に回復の時間を与えることも大切です。適当な運動を続けることは健康上たいへん重要なことですが、運動をしすぎると体の中にフリーラジカル（活性酸素）ができます。休養と必要な栄養をとることによって、これを中和し、無害にしていくことができるのです。

若いときは激しい運動をしてフリーラジカルがたくさんできても、細胞の働きが活発ですからある程度中和することができますが、年をとるとなかなかそれがスムーズにできません。激しい運動ではフリーラジカルが増産されるばかりになり、かえって寿命を縮めることになるのです。

運動を全然しないのも良くありませんが、過激に行うのも考えものです。運動をするならば激しくではなくゆったりと、ウォーキングを日課にしつつ、余裕がある人はヨガ、太極拳、フラダンスのような有酸素運動を中心に行うといいでしょう。細胞に適度に酸素を送り込むようにするとエネルギー産生器官であるミトコンドリアが活性化し、フリーラジカルの発生を最小限度に抑えながら、良質のエネルギーを生み出せるようになります。それがじつは長生き（長息）の秘訣なのです。こうした運動を続けると、肺の呼吸によって横隔膜が十分に動くようになるため、腸の働きも活性化し、腸相も改善されやすくなります。胃腸の健康が全身の健康の要であることを考えれば、適度な運動を実行することの重要性も理解できるでしょう。

❖良い食習慣をつけることが健康長寿の基本

ものを食べるときは、よく噛んで食べることです。一口最低で三〇回は噛んでください。できれば四〇～五〇回噛むようにしたいものです。噛むことによって、食べ物の分子を細かくし、胃での消化を助けてくれるからです。よく噛んでいると、固形物はしだいにドロドロの粉状になって自然にのどから食道を通って胃の中へ落ちていきます。消化が良くなるので食べ物を無駄なく生かすことができ、少量で栄養が足りることになります。よりり多く噛むことが食べすぎを防止し、健康の秘訣である「腹八分目」を実践する一つのポイントになってくるのです。

また、食習慣でもう一度強調しておきたいのは、毎日規則正しく食べる、大食しない、寝る前に飲んだり食べたりしない、ということです。胃の中に物が入っていると、前に述べたように、食道内への逆流、胃・十二指腸炎や潰瘍になりやすいほかに、胃酸が薄まって十分に殺菌効果を発揮できないリスクが生じます。

とにかくリズムのある生活、食事を心がけてください。リズムが崩れ、不規則になってくると心身にアンバランスが生じ、それが体調不良や病気につながっていきます。うまくいかないと感じたら、何が自分のリズムを失わせているのか気づくようにすること。動物性食品や加工食品に偏った食事も、体のリズムを失わせる一番の要因です。失われたリズムは自分自身が気づき、方向性を改めることで回復していきます。

意外に知られていないことですが、私たち人間の体は非常に精巧にできた機械のようなものなのです。これが正常に働いているかぎり健康でいられます。ですから、私たちにできることはこの機械がスムーズに働くようにしてやること。本書を通じて胃腸の健康に即した正しい医学と栄養学の情報を手にできたのですから、それをしっかりと消化吸収し、もっと賢い生き方、食べ方を実践していただきたいものです。

VIII

まとめのアドバイス

❖体を全体として見ること

高齢化社会の到来とともに、日本人の健康への関心はますます高まりつつあります。巷には様々な健康法に関する情報があふれ、あたかもファッションのように紹介されています。しかし、私たちがいま目を向ける必要があるのは、「健康の原則とは何か」というもっと根本の問題です。そのためには、何に効くかといった即物的なものではなく、人間の体をもっと全体として見ることが必要でしょう。

胃ガンにならない食事法は？　大腸ガンにならない食事法は？　高血圧・心臓病になら

ない食事法は？　肥満にならない食事法は？　……このような題名はいろいろな本や雑誌の中で広く見ることができます。

ここで「食事法」を「健康法」と置き換えてもよいでしょう。これらは、ひとつひとつ別々に存在するわけではありません。栄養素で見た場合も、ビタミンAがよい、Cがよい、いやカルシウムこそ大事だ……これについても、ただひとつの（あるいはいくつかの）栄養素がガンに「効く」わけではないのです。なぜなら、私たちの体は全体として機能するじつに緻密な生物であるからです。

私たちは生物であると同時に、ひとつひとつが個性をもった「個体」でもあります。

ということは、構造は同じでも強さや弱さに関してはそれぞれの間に差異があり、それが個性を形作っています。それは生まれながら（遺伝的に）決められた面もあるでしょうし、生活や食習慣、生活環境からできあがった面もあるでしょう。たとえば、同じものを食べているのに、太る人もあれば太らない人もあります。同じ量の食事をしても、胃にもたれたり消化不良を起こす人もあれば、ケロッとして平気な人もいます。

私はこの本で、動物性の蛋白質・脂肪の摂りすぎの害を述べてきました。そうした食事をしていると、たとえば膵臓の弱い人は糖尿病となって現れますし、腎臓の弱い人は痛風になって現れます。心臓病や動脈硬化として現れる人もいるでしょう。結局、病気とは弱いところに日頃のつけが回り障害となって現れたものなのです。

したがって、そういう病気にならないための食事法は別々にあるのではなくて、正しい食事法はすべての病気を根本から予防し治すことになるのです。また老化にしても、それを遅らせることができるのです。ガンの場合も同じです。ここで述べた正しい食事法や生活習慣はガンにならないためのものといっても通用するのです。

このことからもわかるように、人間をパーツ的にとらえて健康法や食事法をあげつらうのは決して正しいこととはいえません。ひとつの食べ物、ひとつの栄養素で健康法を語るのは意味がないだけでなく、誤りといって過言ではないでしょう。安易にひとつの方法のみに固執せず、柔軟な姿勢で体全体にプラスになることを実践することです。そこに生物的に見ても妥当な生き方が重なり合います。私の提唱する食事健康法も、そうしたとらえ方の中で意味を持ってくるのです。

❖海産物と発酵食が日本人の健康を養ってきた

読者の皆さんの中には、本書を読みながら「動物性蛋白質や牛乳・乳製品の多い食生活を続けてきた欧米人の中にも長寿を保つことができた人が少なくない。それはなぜなのか？」と感じた人もいるかもしれません。そこには、ここまで述べた個人差の問題も当然存在しますが、それ以外にも土壌を含めた自然の関わり方が強く影響していると考えられます。カルシウムが日本の何倍も含まれている土壌や水、そこで育てられたビタミンやミネラルの多い野菜・穀物によって酸性に傾きがちな動物食を中和できていたのです。

一方、日本の土地はどうでしょうか？　火山灰地のもともと栄養に乏しい土壌に、戦後になってから化学肥料をたくさん入れ、土をへとへとに疲弊させた上に、ビニールハウスのような形で自然な太陽光までシャットアウトして野菜を作ろうとしています。これではますます栄養不足の野菜しか口に入らないことになります。古来日本では、ビタミンやミネラルを周囲の海から補っていたのです。獣肉ではなく魚から良質の蛋白質を摂り、海草からミネラル、ビタミン、食物繊維などをたっぷり取り入れていました。また、食物を発酵させる稀有な食文化を育むことで、食材の栄養価を倍加させ、非常にすぐれた健康状態を保ってきました。

欧米人の中にも個人として長命な人はいくらでもいますが、長い歴史を見渡した場合、より健康的な生活を営めたのは私たち日本人のほうです。一九七〇年代末にアメリカ政府が公表した「マクガバンレポート」でも、元禄時代以前の日本人の食生活が世界的に見ても非常に理想的であったと評価しています。日本人はそれだけすぐれた食文化の遺産の多くをこの戦後六〇年で喪失させてしまったのです。

❖人間も自然界の中の一生物

生物は自らが生きている自然の中から、自らに合ったものを取り入れて、健康を保っているわけです。その自然の大元は水・土・太陽の光です。私がくどいほど、丸ごと食べられる自然のものをすすめているのもこのためです。そして、水・土・太陽を一番たっぷり取り込んで栄養にしているのが植物です。人間はその植物を食べることによって、間接的に水・土・太陽の恵みを取り込んでいるのです。人間が生態系の一部であり、自然の中で育まれていることを忘れたら、健康に生きていけるはずがありません。

人間も他の動物と同じように、人種とか生活地域によって、それぞれに見合った食生活をすべきであり、生まれ育った国の土壌で採れた植物や動物をできるだけ自然のまま丸ごと食べるというのが食生活の大原則です。穀物、野菜、海草類、果物と動物食としての魚介類を食事の中心としてきた日本人は、過剰な肉食や乳製品は体質的にも遺伝的にも十分に消化ができず、牛乳や乳製品のように、動物実験などで健康を裏付けるデータが出ていたとしても、我々の体には決して健康的な食品とはいえないことになるわけです。

❖免疫力・抵抗力のある体をつくること

人間は自然界の様々な生き物を食べて栄養にしながら、逆に体に害になるような微生物、病原菌やウイルスなどに対しては、抗生物質やワクチンなどを開発することで次々と退治し、排除してきました。

しかし、自然界で生きているという点では、病原菌やウイルスも同じ自然界の生き物です。人間にただ退治されているばかりでないことはいうまでもありません。抗生物質に耐性のある細菌が新たに生まれることで、治る病気が治らなくなり、逆に人間のほうがやられてしまうケースも数多くあります。

私は内視鏡で患者さんの胃腸を診察しているとき、食道の内壁一面にびっしり白いカビが生えているのを見て、びっくりすることがしばしばあります。ある患者さんはカゼをひいて医者にかかり抗生物質を処方されたうえ、歯の治療などでも十日間ほど別の抗生物質を飲んでいました。その結果、症状は抑えられたかもしれませんが免疫力が落ちてしまい、食道にカビが生えるような体になってしまったのです。

カビはずっと昔から人間の身の回りにあったもので、急にそのとき生まれたわけではありません。問題は体のほうです。身のまわりに自然にあるカビを取り込んだからといって、すぐにカビに侵されるような体のほうこそ問題です。カビを排除する免疫細胞の力が低下してしまっていては、他のどんな感染症にかかろうが不思議ではありません。薬を日常的に摂ることは体全体で見た場合、免疫力を落とし、かえって病気にかかりやすい体を作ることになるのです。この理屈がわかってしまえば、安易に薬を処方する医者に対して疑問も出てくるはずです。現代医療を盲目的に信仰するだけでは、自分の首を絞めることにつながるのだと理解できるでしょう。

　ガンという病気も何か一つ二つの原因で起こるわけではありません。だから一つ二つの原因を攻略しようとして開発した抗ガン剤に頼るだけではリスクのほうが大きく、多くの場合、完治に結びつけることは難しいでしょう。何か一つの原因でなるのではなく、様々な原因によって「ガンにかかる体質」を我々自身が作ってしまっているのです。誤った食生活、生活環境がこうした体質を作るのです。大気の汚染、水の汚染、農薬、食品添加物、さらには間違った生活習慣、過度のストレス……そうしたものが積み重なることでガンは生じやすくなります。したがって、ガンを予防したり治療したりするには、そうした全体を見て判断しなくてはならないのです。

　現代の医学では、感染性の病気は細菌やウイルス、すなわち病原体の働きによって起こるというのが定説化しています。しかし私からいわせれば、これは一面的な考え方です。むしろ、菌やウイルスに侵されやすいような体だから病気にかかるのだという考え方も持つべきなのです。病気の原因になる病原体が少々体に入ってきても、体に十分に免疫力（抵抗力、治癒力）が備わっていれば、病気も軽くてすむか、全く病気にかからないですむことになるのです。

注：この表に示したのはあくまで一般的な指標であって、読者の皆さんの食生活にむりやり禁止・制限を加えようとするものではありません。目安は患者さん個々の体質や体調によって当然異なります。具体的には検査や診察の際に医師と相談してみて下さい。

ドクター新谷の食事・健康法

基本は無農薬、有機栽培、無添加の食材が望ましい

1．一般食物

A．植物性：85-90%

(1) 穀物，副穀物類：50%
玄米、5-10穀米
ソバ、コーン、全粒パン、7穀物パン、オートミール、全粒パスタ等

(2) 豆類：5%
大豆、豆腐、納豆、あずき、そら豆、いんげん豆等

(3) 緑黄色野菜、根菜類、海草類、茸類：30%

(4) 果実類：5-10%
できるだけ朝食の30-40分前
昼と夜に食べる場合は、食事の約30-40分前か間食がよい

B．動物性：10–15%（基本的には1日約100グラム程度がよい）

魚介類：小魚（チリメンジャコ、タタミイワシ、シラス、イリコ、干しエビ等）、その他の魚介類
鳥類：チキン、ターキー、ダック、卵
獣肉：牛、子牛、羊、豚、ハム、ソーセージ、ベーコン等は少量を月1-2回
乳製品：牛乳は飲まない（小さい子どもでも牛乳はあげない）
ヨーグルト（豆乳で作ったもの）、チーズ（豆乳で作ったもの）、豆乳がよい

2．禁ずるまたは制限するもの

タバコ、アルコール、コーヒー、どくだみ茶、スポーツドリンク、人工甘味料入りのドリンク等
他にペットボトル入りのドリンクはミネラルウォーターの他は飲まない
食品添加物入りの加工食品、バター、クリーム、マーガリン、糖分の多い食品、刺激物（胡椒、唐辛子、キムチ等少量はよい）
塩分の強い食品（特に高血圧、腎、心臓病の人たち）
油類（天ぷら類、ラード入り食品等）

3．摂取してよいもの

A．飲み物

高濃度酸素水（オキシマックス500cc）を1日1–2本飲む
麦茶、そば茶、梅昆布茶、カモミール等ハーブ茶（ペットボトルでなくすべて自分で作ったもの）
ペットボトルの飲料はミネラル水の他は飲まない方がよい

B．健康補助剤

・新谷酵素
・新谷補酵素

- 総合ビタミンミネラル剤　・乳酸菌生成エキス（アルベックス・ラクティス）
- ルミンA（1-2錠を1日2回）　・アクティーP（30-50mlを1日3回）
- 納豆杉（1日2回）　・スーパーオリマックス（1包を1日1-2回）
- エンザイムX（5錠を1日1-2回）
- エンザイムXバイオ（ティースプーンを1日2回　食間）
- プロポリス
- チャガ（カバノアノタケ）5錠を1日1-2回
- ピーポーレン（蜂花粉――ビタミン・ミネラルが豊富）

4．習慣

A．よく噛んで食べる。1口30-70回

B．夕食は寝る4-5時間前に済ませる（水でも寝る2-3時間前まで）

C．排便は毎日規則正しくする

D．コーヒー・エネマ（腸洗浄）1日1-2回

5．運動

歩行（1日2-3ｋｍ）、水泳、テニス、ゴルフ、筋肉ストレッチ等、適当に週4-5回はすること

6．休養と精神修養

肉体的・精神的なリラックスに心がける。ポジティブな考え方、ヨガ、瞑想等

【著者紹介】

新谷弘実（しんや・ひろみ）

1935年福岡県柳川市生まれ。順天堂大学医学部卒業後渡米し、ベス・イスラエル病院（1500床）にて一般外科のトレーニングを受けつつ、胃腸内視鏡学のパイオニアとしての地位を確立した。現在アルバート・アインシュタイン医科大学外科教授およびベス・イスラエル病院内視鏡部長。日本では、元赤坂胃腸科クリニック（前田病院内）・半蔵門胃腸クリニック等の顧問などを兼任し、診察・治療を行っている。

著書『コロノスコピー』（英語版・日本語版：ともに医学書院刊）、『胃腸は語る』『胃腸は語る・食卓篇［レシピ集］』『健康の結論』（弘文堂）、『病気にならない生き方』（サンマーク出版）、『免疫力を高める生き方』（マガジンハウス）、『酵素力革命』（講談社）ほか多数。

超健康不老長寿で生き抜こう！
――「きれい」がキーワード

平成23年５月30日　初版１刷発行

著　者　新谷　弘実

発行者　鯉渕　友南

発行所　株式会社　弘文堂　101-0062 東京都千代田区神田駿河台１の７
TEL 03(3294)4801　振替 00120-6-53909
http://www.koubundou.co.jp

装　幀　水木喜美男
印　刷　港北出版印刷
製　本　井上製本所

ISBN978-4-335-76015-0